微创胸外科手术图谱

Atlas of Minimally Invasive Thoracic

Surgery(VATS)

注　意

　　医学在不断进步。虽然标准安全措施必须遵守，但是由于新的研究和临床实践在不断拓展我们的知识，在治疗和用药方面作出某些改变也许是必需或适宜的。建议读者核对本书所提供的每种药品的生产厂商的最新产品信息，确认药物的推荐剂量、服用方法、时间及相关禁忌证。确定诊断、决定患者的最佳服药剂量和最佳治疗方法以及采取适当的安全措施是经治医师的责任，这有赖于他（她）们的个人经验和对每一位患者的了解。在法律允许的范围内，出版商和编著者对于因与本书所包含的资料相关而引起的任何个人损伤或财产损失，均不承担任何责任。

出版者

微创胸外科手术图谱

Atlas of Minimally Invasive Thoracic Surgery(VATS)

原　著　Robert J. McKenna, Jr.
　　　　Ali Mahtabifard
　　　　Scott J. Swanson

主　译　支修益　刘宝东

译　者　(以姓氏笔画排序)
　　　　于　顺　王若天　支修益　刘宝东
　　　　苏　雷　张　毅　陈东红　武京伟
　　　　胡　牧

北京大学医学出版社

WEICHUANG XIONGWAIKE SHOUSHU TUPU

图书在版编目（CIP）数据

微创胸外科手术图谱/（美）麦肯纳（McKenna，R.J.），
（美）马他比法德（Mahtabifard，A.），（美）斯汪森
（Swanson，S.J.）著；支修益，刘宝东译．—北京：北京
大学医学出版社，2014. 1
书名原文：Atlas of Minimally Invasive Thoracic Surgery（VATS）
ISBN 978-7-5659-0606-0

Ⅰ.①微… Ⅱ.①麦… ②马… ③斯… ④支… ⑤刘… Ⅲ.①胸部
外科手术－显微外科学－图谱 Ⅳ.①R655-64
中国版本图书馆CIP数据核字（2013）第146271号

北京市版权局著作权合同登记号：图字：01-2012-5464

Atlas of Minimally Invasive Thoracic Surgery(VATS)
Robert J. McKenna, Jr., Ali Mahtabifard, Scott J. Swanson
ISBN-13: 978-1-4160-6263-9
ISBN-10: 978-4160-6263-7
Copyright © 2011 by Saunders, an imprint of Elsevier Inc.

Authorized Simplified Chinese translation from English language edition published by the Proprietor.

Elsevier（Singapore）Pte Ltd.
3 Killiney Road, #08-01 Winsland House I, Singapore 239519
Tel: (65) 6349-0200, Fax: (65) 6733-1817
First Published 2014
2014年初版

Simplified Chinese translation Copyright © 2014 by Elsevier（Singapore）Pte Ltd and Peking University Medical Press. All rights reserved.

Published in China by Peking University Medical Press under special agreement with Elsevier （Singapore） Pte Ltd. This edition is authorized for sale in China only, excluding Hong Kong SAR and Taiwan. Unauthorized export of this edition is a violation of the Copyright Act. Violation of this Law is subject to Civil and Criminal Penalties.

本书简体中文版由北京大学医学出版社与Elsevier（Singapore）Pte Ltd.在中国境内（不包括香港特别行政区及台湾）协议出版。本版仅限在中国境内（不包括香港特别行政区及台湾）出版及标价销售。未经许可之出口，是为违反著作权法，将受法律之制裁。

微创胸外科手术图谱

主　　译：支修益　刘宝东
出版发行：北京大学医学出版社（电话：010-82802230）
地　　址：（100191）北京市海淀区学院路38号　北京大学医学部院内
网　　址：http://www.pumpress.com.cn
E-mail：booksale@bjmu.edu.cn
印　　刷：北京佳信达欣艺术印刷有限公司
经　　销：新华书店
责任编辑：刘　燕　　责任校对：金彤文　　责任印制：张京生
开　　本：889mm×1194mm　1/16　　印张：20.75　　字数：524千字
版　　次：2014年1月第1版　2014年1月第1次印刷
书　　号：ISBN 978-7-5659-0606-0
定　　价：238.00元

译者前言

1910年瑞典内科教授雅各贝乌斯（HC. Jacobaeus）首先在局部麻醉下利用X线找到粘连带，再用膀胱镜代替胸腔镜，用电灼器烧断粘连带的方法解决肺结核空洞患者的胸膜粘连问题。1922年以后，胸腔镜人工气胸肺萎陷治疗肺结核风靡欧美大陆。1945年，随着链霉素的合成和临床应用，结束了传统胸腔镜外科的全盛时代。1987年3月，法国里昂市穆雷（P. Mouret）医生用腹腔镜为一例女性患者成功地进行了世界上首例胆囊切除。1991年刘易斯(RJ. Lewis)和兰德勒纳（RJ. Landreneu）分别报道了电视胸腔镜手术（video-assisted thoracic surgery，VATS）。1992年我国报道了第一例VATS手术——心包囊肿切除术。1993年1月在美国得克萨斯州圣安东尼奥市（San Antonio）召开了国际第一届VATS会议。1994年在北京举办了首届全国胸腔镜外科学术交流会，促进了我国VATS的开展。由于VATS与常规开胸手术相比具有创伤小、术后恢复快、并发症少、术后生活质量高且符合美容要求等优点，因此受到了胸外科医师的追捧。尽管VATS技术在美国已普及，但在中国的发展还不平衡。

为此，译者翻译了麦肯纳（RJ. Mckenna,Jr.）教授等主编的最新著作——《微创胸外科手术图谱》。麦肯纳教授于1977年获南加利福尼亚大学医学博士学位，曾在斯坦福大学医院、美国安德森癌症中心（MD Anderson Cancer Center）医院工作和学习，现任洛杉矶西达斯西奈（Cedars Sinai Hospital）普胸外科主任、教授，美国胸外科学会 (the Society of Thoracic Surgeons,STS)委员，美国临床肿瘤学会 (American Society of Clinical Oncologists，ASCO)委员。麦肯纳教授是美国著名的胸腔镜手术专家，他发表的许多论文已经成为微创胸外科的经典，相信他的著作也会对我国微创胸外科领域的普及与发展起到积极的作用。

本书内容涵盖了电视胸腔镜下能够开展的大部分手术，既包括了气胸肺大疱切除、肺减容手术、肺楔形切除等简单的术式，也包括了肺叶切除、全肺切除、袖式肺叶切除、肺段切除、食管癌切除和纵隔肿瘤切除术等复杂术式，甚至包括了交感神经切除、第一肋骨切除、心房颤动的微创射频、脊柱矫形和膈肌折叠术等少见手术。本书详细阐述了每一种手术的体位、切口、手术步骤和手术要点等，使读者能够尽快掌握微创胸外科手术技巧。

本书的译者队伍来自首都医科大学宣武医院北京老年病医疗研究中心。由于译者水平有限，可能存在疏漏甚至错误，请同行不吝赐教。

支修益　刘宝东

2014年1月

原著前言

　　我们认为微创胸外科手术对患者和胸外科而言都是有益处的。有充分的证据表明在过去需要开胸切口才能完成的手术现在可以安全地通过电视胸腔镜外科手术（video-assisted thoracoscopic surgery,VATS）安全地实现，而且不会影响手术的效果。与开胸手术相比，电视胸腔镜外科手术的发病率和死亡率更低、恢复正常活动更早、住院时间更短，并且总花费更低。不管处于职业生涯的何种阶段，所有的胸外科医生需要理解并且掌握胸部微创外科技术，以使患者从中获益。编写本图谱的目的就是使胸外科医生实现由开放手术向微创手术的转变。

　　《微创胸外科手术图谱》是一本如何进行电视胸腔镜外科操作的详细手册。前几章介绍了电视胸腔镜外科手术的基本概念，以后的大部分章节集中展示了最常见的高级电视胸腔镜手术操作的每一步细节。

　　我们将本书奉献给我们的患者。他们在与非常难缠的敌人进行着斗争，并每天给予我们真正的鼓励和勇气。他们中的每一位都激励着我们要做得更好并使我们致力于创造出可能的最好治疗，因此也促进了胸部微创外科的发展。

Robert J.McKenna,Jr,MD

Ali Mahtabifard,MD

Scott J.Swanson,MD

致　谢

感谢我的妻子和最好的朋友Kathy，以及我们的儿子对我糟糕生活的忍耐和一如既往的支持，同时也感谢我的父亲教导我如何成为一个好人、一个好医生和一个好老师。

——Robert J.McKenna,Jr.

感谢对我来说最重要的人——我漂亮的妻子Neda。她不仅是我生活的支柱，同时作为同事分享我对医学事业的热爱和承诺，并为之付出所有努力。感谢我的母亲，一直以来她对我的教育，以及她对我的爱和作出的巨大牺牲，使得我能够取得某些成绩。

——Ali Mahtabifard

感谢我的家人，感谢他们一直以来对我的理解和支持。特别要感谢我的母亲为我默默地打下基础，使我足够幸运地获得很多机会。

——Scott J.Swanson

编著者名单

Cynthia S. Chin, MD
Assistant Professor, Cardiothoracic Surgery
   Mount Sinai School of Medicine
   New York, New York

A. Atiq Durrani, MD
Orthopaedic Spine Surgeon, President
   Center for Advanced Spine Technologies
   Cincinnati, Ohio

Seth D. Force, MD
Associate Professor of Surgery
   Division of Cardiothoracic Surgery
   Emory University
   Atlanta, Georgia

Robert A. Frantz, MD
Assistant Professor of Anesthesiology
   Department of Anesthesiology
   Cedars-Sinai Medical Center
   Los Angeles, California

Kemp H. Kernstine, MD, PhD
Chief, Division of Thoracic Surgery
   Director, Lung Cancer and Thoracic
   Oncology Program
   City of Hope National Medical Center
   Professor, Beckman Research Institute
   Duarte, California

Mark J. Krasna, MD, FACS
Medical Director
   The Cancer Institute
   St. Joseph Medical Center
   Towson, Maryland

Ali Mahtabifard, MD
Attending Surgeon
   Cedars-Sinai Center for Chest Diseases
   Associate Director, Thoracic Surgery
   Residency Program
   Cedars-Sinai Medical Center
   Los Angeles, California

Robert J. McKenna, Jr, MD
Chief, Thoracic Surgery
   Program Director, General Thoracic Surgery
   Fellowship
   Surgical Director, Women's Guild Lung Institute
   Cedars-Sinai Medical Center
   Los Angeles, California

Robert J. McKenna, III, BS, MBS
University of Southern California
   Marshall School of Business
   Tufts University, School of Medicine
   Staff Research Associate I
   Translation Oncology Research, Inc.
   University of California, Los Angeles
   School of Medicine
   Los Angeles, California

Allan Pickens, MD
Assistant Professor of Surgery
   Cardiothoracic Surgery
   Emory University Hospital
   Atlanta, Georgia

Eric W. Schneeberger, MD
Cardiothoracic Surgeon
   Atrial Fibrillation Center
   Deaconess Hospital
   Cincinnati, Ohio

Karen S. Sibert, MD
Associate Professor of Anesthesiology
   Department of Anesthesiology
   Cedars-Sinai Medical Center
   Los Angeles, California

Scott J. Swanson, MD
Director, Minimally Invasive Thoracic Surgery
   Brigham and Women's Hospital
   Chief Surgical Officer
   Dana-Farber Cancer Institute
   Professor of Surgery
   Harvard Medical School
   Boston, Massachusetts

Randall Kevin Wolf, MD
Director
   Cardiothoracic Surgery
   Deaconess Hospital
   Cincinnati, Ohio

James T. Wu, MD
Instructor in Thoracic Surgery
   Department of Surgery
   City of Hope National Medical Center
   Duarte, California

目 录

第 V 部分　其他　257

第 I 部分

总 论

第 1 章

原理和基本技巧

Robert J. McKenna, Jr.

引言

　　本章主要论述电视胸腔镜外科手术（video-assisted thoracic surgery，VATS）的基本原理。虽然胸外科医生可以通过多种技巧完成胸外科的微创手术，但在以后的章节中将重点阐述电视胸腔镜的操作技巧。

要点

- ◆ 微创手术对患者是有益的。
- ◆ 外科医生可以通过 VATS 来完成大部分原本需要常规开胸的标准手术。
- ◆ 标准器械和简单技术可以确保患者手术的安全性。

定义及理念

- ◆ VATS 的操作并不是一种折中的术式，而是等同于开胸手术的一种术式 [1,2]。这种术式的标准形式是借助显示器观看和不需撑开肋骨的切口完成操作。通过这一术式，可以完成比如肺叶切除，达到与开胸同样的肿瘤完整切除的目的 [3-12]。
- ◆ 手术的适应证并不会因为采用微创的术式而改变。VATS 操作可以应用开胸的标准器械来完成，不需要关节式器械。适当的切口位置对于通过 VATS 技术成功完成手术至关重要。

体位

- ◆ 在术前必须确定好患者的体位、显示器以及光源。
- ◆ 对于多数 VATS 操作，患者采用略带后倾的侧卧位。将患者固定，双上肢与躯体呈 90°，肘关节屈曲呈祈祷状，双臂间垫两个枕头。将双上肢垫臂架并弯曲肘关节以减少压迫所致的尺神经损伤。

◆ 将患者的髂前上棘部位通过手术台曲面并固定，这一体位使肋间隙得到扩展，并使臀部下移而不会影响胸腔镜的移动。

◆ 将显示器放置在手术台头侧，保证术者及助手的视野不受遮挡（图 1-1）。术者站在患者前侧。

◆ 其他的胸腔镜手术可采取不同的体位。比如在 Heller 肌层切开术中，将显示器放置在手术台足侧。

切口

◆ 切口的选择对于完成 VATS 手术至关重要（图 1-2）。适当的切口位置可以为手术的器械操作提供最佳的角度。

切口 1

◆ 切口 1 长度为 2cm，位置在乳腺下皱襞的肋间隙，尽可能靠前下方（相当于腋中线第 6 肋间）。

◆ 该切口通过胸壁转向后方，使通过这一切口的器械自然朝向肺裂而远离心包。

◆ 建立切口后应使空气进入胸腔使肺塌陷。

◆ 用手指通过这一切口确定没有胸腔粘连。如存在粘连，应将其钝性分离建立空间，以利于通过切口 2 放置套管。

◆ 在通过切口 2 放置套管时，可用手指通过这一切口以保护膈肌和肝。

切口 2

◆ 切口 2 用于放置套管和胸腔镜。

◆ 这一切口位于胸部较低的位置，便于观察整个胸腔。位置在腋后线第 8 肋间。

◆ 此切口向上，以减少对肋间神经的压迫。

切口 3

◆ 切口 3 是一个操作切口，通过此孔可以完成多数的解剖和移除肺叶。

◆ 其位置在背阔肌前缘，长 4 ~ 6cm。

◆ 切口在肋间的位置取决于上肺静脉。通过切口 1，将卵圆钳向后推肺以显露上肺静脉。按压胸壁以确定指向上肺静脉的肋间隙。这一切口用于肺上叶切除，低于此肋间的切口适合中叶或下叶切除。

◆ 通过该切口用手指可以探查肺叶的大部分。通过该切口作者曾探及 3mm 大小的结节。

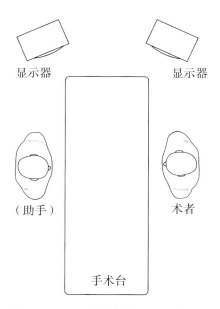

图 1-1　VATS 手术间的配置。将显示器放置在手术台头侧，术者站在患者前侧

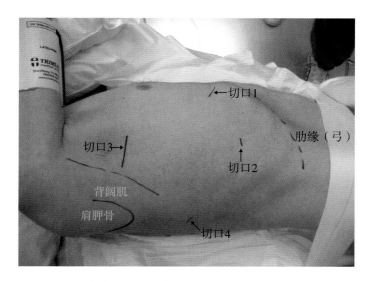

图 1-2　电视胸腔镜肺叶切除的切口

切口 4

◆ 切口 4 长 1cm，位于听诊三角。

◆ 相当于肩胛骨与脊柱间肩胛下角下 3 指。

◆ 略高的切口更有利于气管旁淋巴结的清扫。略低的切口则对缝合器处理上肺静脉可以提供更好的角度。

器　械

◆ 标准开胸器械是 VATS 的主要器械。尽管有胸腔镜专用器械，但是开胸器械是基础器械。

◆ 作者选择 14 英寸（1 英寸 =2.54cm）Metzenbaum 剪刀、14 英寸 DeBakey 钳和弯卵圆钳（图 1-3）。

显像设备和镜管

◆ 与 10mm 胸腔镜相比，5mm 胸腔镜对肋间神经造成的压迫更少（可减轻疼痛），而且采集系统可以通过小的胸腔镜提供清晰的图像。

◆ 30°镜头比 0°镜头能够给术者提供更好的视野。

◆ 远景视野比近景视野更有利于对胸膜腔观察。广角视野有利于对胸膜腔整体解剖的了解。在应用电刀时，广角视野可以显示邻近的神经、血管等结构，如果不是在直视下则这些组织结构易被误伤。作者经常告诫住院医师，如果他的直觉是要推进镜头，则应该先将镜头向后撤。

◆ 硬性或纤维内镜（Olympus,Center Valley,Penn）会有所帮助，但需要有经验的医生来操作。

手术技巧及并发症

肺的萎陷

◆ 双腔气管插管适合在 VATS 中阻断支气管，由于双腔插管内径大，有利于肺的萎陷。

◆ 较早地钳夹相应的管腔（当摆好患者的体位或使其翻身前）以使肺开始萎陷。

◆ 纤维支气管镜的重要作用有：

　　▲ 确定气管插管的合适位置。

　　▲ 吸引主支气管，使肺萎陷（优于吸引管）。

　　▲ 术中如患者出现血氧饱和度降低、萎陷肺出现再次通气和复张现象时，需评估气管插管的位置。

◆ 右侧双腔气管插管用于左侧手术，左侧双腔插管用于右侧手术。由于袖状肺叶切除需要对侧插管，同时便于全肺切除术（与同侧气管插管全肺切除术相比），所以麻醉师更愿意在左全肺切除术和左肺袖状肺叶切除中选择右侧双腔气管插管。

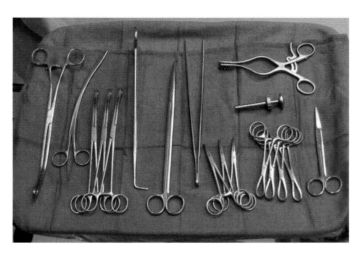

图 1-3　电视胸腔镜肺叶切除使用的标准器械

VATS 术中缺氧

◆ 缺氧通常与气管插管位置不当有关。

◆ 行纤维支气管镜检查可以确定是否存在左侧气管插管位置过低而引起只有左肺下叶通气；或是由于右侧气管插管位置偏移，以致 Murphy 孔未能与右肺上叶支气管开口对齐。

◆ 偶尔需要外科医生暂时停止操作来检查气管插管的位置。

◆ 通常情况下患者术侧肺不需要持续气道正压通气（continuous positive airway pressure,CPAP）或临时通气。

解剖

◆ 解剖辨识明确的结构（如肺动脉和心包）。对于初学者来说，从脂肪组织开始分离看起来比较安全，但是，当重要结构清楚可见时，解剖更清楚，也更容易看到和保护主要的血管、神经。

◆ 术者可以锐性或钝性解剖。通常仅用 Metzenbaum 剪推压肺动脉就可以清楚地显露该血管。

◆ 使用 DeBakey 钳通过操作口取出软组织，用 Metzenbaum 剪游离血管周围（图 1-4），或者用 Yankauer 吸引器头端或"花生米"钝性分离。

◆ 可以使用器械安全地提起肺血管，该手法更充分地显露血管的后壁。牢固提起血管可使提起的血管更安全，但如果夹持血管组织较少反而增加血管撕裂的危险。

钉合血管

◆ 由于缝合器需要较大的通道，需要在血管后方用直角钳充分地分离，建立缝合器横断的通道（图 1-5）。

◆ 使钉砧进入血管后方，向直角钳扩展的通道内放置缝合器。术者通常使用腔镜直线缝合器（EZ45，Ethicon Endosurgery,Cincinnati Ohio；Endo-GIA，Covidien，Mansfield，Mass）。

◆ 如果切口选择适当，不必使用带关节的钉夹。

◆ 安全放置缝合器绕过血管的几种方法：

　▲ 通常情况下，以适当的角度放置缝合器，钉砧就可以穿过血管后壁间隙。

　▲ 有时需要放置牵引线并将血管提起，以利于缝合器穿过血管后壁间隙（图 1-6A 和 B）。

　▲ 也可以放置 8mm 的红色 Robinson-Nelation（Rob-Nel）导管绕过血管，将缝合器的钉砧置于 Rob-Nel 导管较粗的一端，引导 Rob-Nel 导管定位缝合器穿过血管后壁间隙（图 1-6C 和 D）。

◆ 小心钉合面出血的可能，应及时缩回腔镜以保持视野清晰。器械护士准备好止血海绵，医生备好卵圆钳，以便实施局部压迫止血。

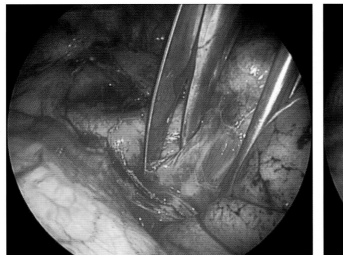

图 1-4　解剖肺静脉

图 1-5　扩张直角钳，为缝合器打通隧道

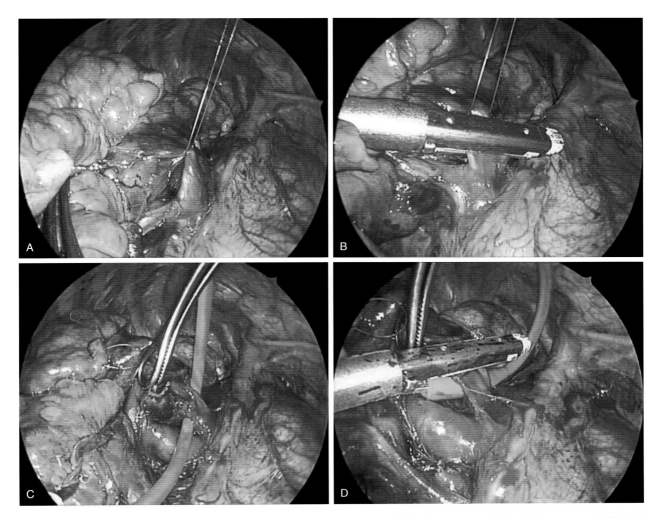

图 1-6　**A**，用牵引线提起右上叶静脉。**B**，用牵引线协助钉夹通过血管周围间隙。**C**，或者，放置 Rob-Nel 导管绕过血管。**D**，使用 Rob-Nel 导管协助缝合器通过血管

处理血管的技巧

◆ 对于直径相对细小的血管，缝合器会显得过大和不必要的浪费。

◆ 对于这种小血管，可以使用常规开胸术中所用的标准血管夹（图 1-7）。

◆ 也可应用标准切口外打结，经操作孔使用手指送结到血管（图 1-8）。也可以使用推结器（图 1-9）。

◆ 有时需要对血管缝扎。

对肺实质的切割缝合

◆ 术者经常用腔镜缝合器（EZ45，End-GIA）打开肺裂或进行非解剖性的肺楔形切除。

◆ 如果操作口选择适当，没有必要使用带有关节的缝合器，可以将肺移动到缝合器关节之间合适的位置。

◆ 需要小心地将缝合器通过肺实质，以保持钉夹与肺表面的平行，而不是深入肺实质（图 1-10）。

◆ 完全打开肺裂后，将钉砧置于肺动脉上。将肺组织拉进缝合器之间，保持缝合器位置不变，保护肺血管和减少血管损伤概率或血管处理的误伤。

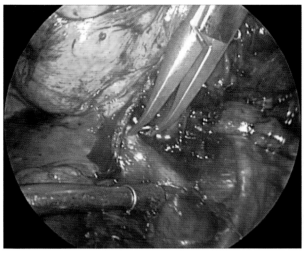

图 1-7　用血管夹夹闭小的肺动脉

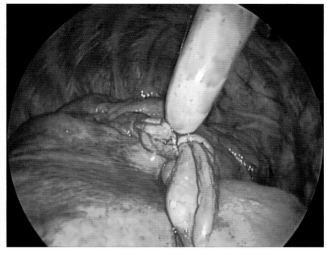

图 1-8　用手打结小血管

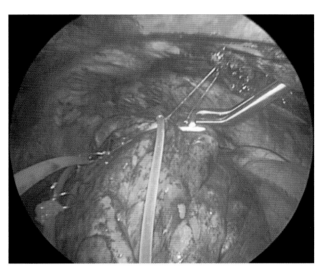

图 1-9　使用推结器打结

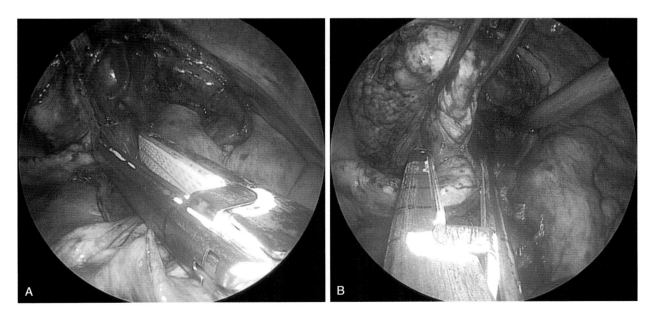

图 1-10　**A**，正确放置缝合器横断右上叶支气管。**B**，以及肺裂

缝合

◆ 缝合能力在高级的 VATS 手术中十分重要。

◆ 没有必要使用腔镜专用持针器。可以通过操作口使用标准持针器或腔镜持针器。移动活动的肺，以使创面对齐而有利于缝合（图 1-11）。

◆ 采用同常规开胸术式一样的切口外打结，使用手指推结到组织。如果组织距离太远，可以用卵圆钳牵拉将其靠近切口。很少使用推结器。

取出标本

◆ 所有切除的标本都有可能是恶性肿瘤，应当将其放置于袋中取出，以减少切口种植的可能性。

◆ 可使用组织袋（EndoCatch,Covidien）移除较小的组织标本。

◆ 较大的标本譬如肺叶，则需要装进大的组织袋（LapSac Cook,Blooming,Indiana）并将其移出（图 1-12）。在 4 ～ 6cm 的切口中移除整个肺叶时需要的拉力很大，用力过大小袋可能破裂。

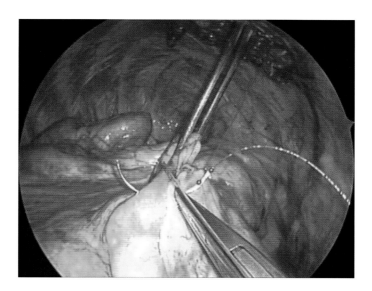

图 1-11　使用标准针持缝合

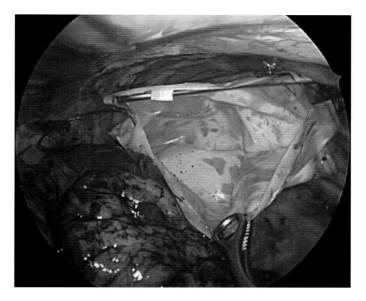

图 1-12　将肺叶置入 LapSac 组织袋

参考文献

1. McKenna RJ Jr，Houck W，Fuller CB，Video-assisted thoracic surgery lobectomy：experience with 1100 cases. Ann Thorac Surg，2006，81：421-426.

2. Onaitis MW，Petersen RP，Balderson SS，et al. Thoracoscopic lobectomy is a safe and versatile procedure：experience with 500 consecutive patients. Ann Surg，2006，244：420-425.

3. Mahtabifard A，Fuller CB，McKenna RJ Jr. VATS sleeve lobectomy. Ann Thorac Surg，2008，85（2）：5279-5332.

4. McKenna RJ Jr，Mahtabifard A，Fuller CB. Fast tracking after VATS pulmonary resection. Ann Thorac Surg，2007，84（5）：1663-1667.

5. Cerfolio RJ，Bass C，Katholi CR. Prospective，randomized trial compares suction versus water seal for air leaks，Ann Thorac Surg，2002，73：1727-1731.

6. Whitson BA，Boettcher A，Bardales R，et al. Comparison of video assisted thoracoscopic surgery to thoracotomy for resection of clinical stage I non-small cell lung cancer. Presented at the American College of Surgeons Congress，Chicago，IL，October 10.

7. Nomori H，Ohtsuka T，Horio H，et al. Difference in the impairment of vital capacity and 6-minute walking after a lobectomy performed by thoracoscopic surgery，an anterior limited thoracotomy，an antero-axillary thoracotomy，and a posterolateral thoracotomy. Surg Today，2003，33：7-12.

8. Nakata M，Saeki H，Yokoyama N，et al. Pulmonary function after lobectomy：video-assisted thoracic surgery versus thoracotomy. Ann Thorac Surg，2000，70：938-941.

9. Demmy TL，Curtis JJ. Minimally invasive lobectomy directed toward frail and high-risk patients：a case-control study. Ann Thorac Surg，1999，68：194-200.

10. Demmy TL，Plante AJ，Nwogu CE，et al. Discharge independence with minimally invasive lobectomy. Am J Surg，2004，188：698-702.

11. Nakajima J，Takamoto S，Kohno T. Ohtsuka T. Costs of videothoracoscopic surgery versus open resection for patients with lung carcinoma，Cancer，2000，89（Suppl）：2497-2501.

12. Petersen RP，Pham D，Burfeind WR，et al. Thoracoscopic lobectomy facilitates the delivery of chemotherapy after resection for lung cancer，Ann Thorac Surg，2007，83：1245-1249; discussion 1250.

（苏　雷　刘宝东　译）

第 2 章

电视胸腔镜手术与常规开胸术的对比：对免疫系统的影响

Robert J.McKenna, III

引言

　　患者更能接受微创手术有多种因素，譬如相对小的手术瘢痕、短的住院时间、恢复快等。尽管微创术后患者感受到的仅是疼痛减轻等术后并发症的减少，但较低的并发症发生率是微创手术对免疫功能造成的影响较小的表现[1]。

　　外科手术通过影响体液因子如儿茶酚胺，以及肽类，如在损伤部位由各种免疫细胞产生的细胞因子而导致免疫抑制[2]。机体免疫抑制会增加术后肿瘤转移以及脓毒血症发生的危险[3]。英国利兹的 Lord Moynihan 曾经说过："手术动作越干净、轻柔，患者的痛苦越小，恢复越顺利且快，切口愈合也会更好[4]。

　　有些外科医生认为，微创手术可以通过降低对机体的免疫功能的影响而提高肿瘤患者的治愈率。本章会探讨这一理论，并对微创手术（比如 VATS）和常规开胸术式治疗肺癌的数据加以分析。

◆ 一组随机的前瞻性肺叶切除研究资料显示，VATS 较常规开胸术式有更低的并发症发生率（14.2% *vs.* 50%，*P*=0.03）[5]。

◆ 国际肺气肿治疗试验（National Emphysema Treatment Trial）的研究显示，与正中开胸的肺减容术相比，VATS 使患者恢复期缩短、费用降低[6]。

◆ 有关 VATS 与传统方法在其他方面的对照研究均见报道[1,5,7,10]。

◆ VATS 被认为可以减少手术创伤对患者机体免疫系统大部分成分的影响[1,7,8]，并有可能提高肺癌患者的治愈率[9,10]，推测患者的选择或者手术本身对免疫功能影响的减少是导致良好结果的因素。

外科手术、癌症与免疫系统

　　人类临床研究表明，患者的机体免疫功能降低会增加肿瘤发生的风险[11]。一项历经11 年的前瞻性研究结果表明，与免疫功能异常的患者相比，免疫功能正常者发生肿瘤的年龄标化风险为 0.63[11]。

通常情况下，正常的机体免疫功能对吞噬细胞具有调节作用，并去除异形细胞[12]。例如，尽管在肺癌术后患者的血液中发现肿瘤细胞[13]，但仍然有大部分患者从手术中获益，表明免疫系统对循环血液中的肿瘤细胞的控制作用。

机体免疫功能与肿瘤负荷之间的平衡可能反映了机体控制肿瘤细胞的能力。手术应激可以降低免疫活性，而操作方式则会影响肿瘤细胞的扩散。例如，一项针对雌性 C3H/He 小鼠的剖腹探查和腹腔镜术的对比研究发现，在对照组、腹腔镜术组和剖腹探查组肿瘤结节的生长率分别为 5%、30% 和 83%（$P<0.01$）[14]。

手术应激与免疫功能

通常情况下，手术创伤会削弱机体免疫功能[7]。手术引起机体产生急性反应介质的释放，如 C 反应蛋白（C-reactive protein，CRP）和细胞因子，它们的浓度的升高或降低与炎性反应程度相一致[1]。在针对创伤或肿瘤的急性炎性反应和免疫反应中，中性粒细胞及巨噬细胞分泌细胞因子进入血液。重要的细胞因子包括白介素（interleukin，IL）-1、IL-6、IL-8 及肿瘤坏死因子（tumor necrosis factors，TNF）。

肝可产生大量的急性反应物质，如 C 反应蛋白，通过阻断磷脂酰胆碱代谢抑制微生物的生长，协助补体连接异物或受损的细胞，加强巨噬细胞的吞噬作用。C 反应蛋白在急性炎性反应初期可增长 5 万倍。由于这发生在 6h 内并在 48h 达到高峰，对 C 反应蛋白的监测有助于预测疾病的进展及治疗效果[15]。

最初由巨噬细胞产生的 TNF，能够引起细胞凋亡、增殖、分化、炎症反应、病毒复制等。TNF 通过下丘脑抑制食欲，并引起发热。TNF 可引起肝的急性反应，分泌 C 反应蛋白和其他反应介质，吸引白细胞并协助白细胞通过血管壁。促进巨噬细胞的吞噬作用并释放 IL-1、氧自由基、前列腺素 E_2（PGE_2）。局部浓度的增加引起热、高、胀、红、痛等炎性反应。过多和高浓度的 TNF 可以引发休克样症状，并与包括癌症在内的多种人类疾病有关[16]。腹腔镜的报告中已证实与开腹手术比较，腹腔镜手术更可以使机体内细胞因子的释放处在较低的水平[1,17]。

免疫效应细胞（immune effector cells，IECs）是寿命较短的激活细胞，在免疫反应中发挥对机体的保护作用。效应 B 细胞和 T 细胞又称为浆细胞，分泌抗体，并与细胞毒性细胞（CD8）和辅助性细胞（CD4）参与细胞介导的免疫反应。与开放手术相比，微创手术对某些免疫效应细胞的影响较小。在免疫效应细胞受到破坏时，肿瘤细胞的生长在腔镜手术及开放性手术后几乎没有差别[14]，但在免疫效应细胞完好的情况下，则开放性手术后肿瘤细胞的生长率明显提高[18]。在一个雄性 Wrister 大白鼠（350 ～ 380g）模型中，学者比较了腹腔镜和开腹手术的应激（如皮质类固醇激素）和免疫参数（如新蝶呤和 IL-1β）[18]。

机体合成代谢的指标可以反应手术应激对免疫的影响程度，术后应激（491 *vs.* 609 ng/ml，$P=0.08$）和免疫参数（新蝶呤：0.225 *vs.* 0.372 ng/ml，$P=0.01$；IL-1β：268 *vs.* 754 pg/ml，$P=0.2$）存在显著性差异。术后第 7 天，腹腔镜术后小鼠的体重下降 2.4%，而开腹手术组体重下降 5.99%，体重下降是小鼠机体代谢状态的反映[19]。

胰岛素样生长因子（insulin-like growth factor 1，IGF-1）是另一种合成代谢的指标，在恶性肿瘤细胞增殖过程中起重要作用。术后血清中的 IGF 浓度与手术创伤直接相关。IGF-1 可以到达组织间隙而促进细胞的代谢、生长和再生。Bouvy 等[20] 在近亲交配的 WAG 系雄性大鼠（200 ~ 300g）的相关研究中发现，常规小肠切除术后的腹膜腔的肿瘤负荷明显高于腹腔镜（$P < 0.05$），而腔镜术后的 IGF 浓度明显高于常规小肠切除术（$P < 0.02$）。然而，这些发现不是特异性的，因为其他因素也会影响免疫功能和肿瘤细胞的生长。手术可以引起局部缺血，从而降低局部免疫功能，增加肿瘤细胞局部种植、生长的危险[20]。这是一种复杂的情况，因为即使腹腔镜中的气腹环节也会影响肿瘤细胞的增长。与氦气相比，二氧化碳会对腹腔的血流动力学有更大的影响，从而促进肿瘤细胞的生长[21]。

虽然相关腹部手术的研究报告明显多于胸部手术，但已有少数研究显示 VATS 与开胸手术比较更有利于机体免疫功能的保护[7,8]。

免疫系统对手术创伤的反应涉及多个系统的复杂的相互作用。免疫功能的变化可直接影响围术期。细胞因子可以激活或增强内皮白细胞活性[1,7,8]。虽然 IL-6 的升高与手术创伤有关，但它不仅是创伤的指标。细胞因子是主要的炎性反应介质。IL-6 是肝急性期反应蛋白合成的诱导物[22]。IL-6 也与明显的体重降低有关，往往是脓肿、创伤、烧伤等急性疾病或损伤的伴随表现[22]。肝移植患者高代谢相关营养不良涉及围术期能量代谢状态的恶化以及术后 IL-6 反应增强。IL-6 是鼠腺癌细胞系肿瘤相关恶病质的重要介质[7]。在恶性肿瘤患者的营养耗竭期，可观察到其体内 IL-6 的升高[23]。

由手术创伤所引起的促炎性反应因子如 IL-6 和 IL-8 等增加了术后并发症的发生率[1]。受炎性因子的影响，巨噬细胞对抗原进行处理并释放化学介质激活其他细胞。IL-8 就是其中之一，引起中性粒细胞等靶细胞的趋化性，吞噬抗原，激发铎（tou）受体。虽然相关的研究在结肠切除[24]、子宫切除[25]、胃折叠术[26] 等资料中观察到微创手术引起较少的 C 反应蛋白的释放，但也有其他研究未能显示腹腔镜对免疫功能的影响有何减少[27]。

胸外科手术与免疫系统

一项前瞻性研究对比了肺癌患者的肺叶切除，显示 VATS 下肺叶切除患者术后 IL-6、IL-8 的水平明显低于常规开胸手术的患者[28]。Yamada 等[28] 的研究显示，胸部手术后 IL-6 和 IL-8 的浓度升高与患者术后感染及呼吸功能障碍的发生率[29,30] 相关。Szczesny 等[31] 的报告显示，胸腔积液中 IL-6 和 IL-8 的浓度升高是术后并发症发生危险性增加的标志。

有关胸部手术与免疫系统的数据并不清晰一致。Sugi 等[32] 发现腔镜手术和常规开胸手术的 IL-6 和 IL-8 水平没有差别[1]。而 Friscia 等[33] 证明，在肺减容术中，使用腔镜手术患者的 IL-6 和 IL-8 水平低于常规开胸手术的患者。

癌症发展与免疫系统

免疫功能的变化可以影响机体抗肿瘤的能力。较高水平的 IL-6 可以促进某些非小细胞肺癌亚型的细胞增殖[34]。因为 IL-6 可以促进胰岛素样生长因子的活性并抑制胰岛素生长因子结合蛋白。IL-6 构建了一个可能促进肿瘤细胞生长的环境[32]。IGF 因为能够刺激肿瘤细胞生长并抑制其凋亡从而促进肿瘤的发展[35]。而胰岛素生长因子结合蛋白（IGF binding protein，IGFBP）通过减弱 IGF 的活性而抑制肿瘤生长。IGFBP 在进展期前列腺癌[36] 及结肠癌的高危人群中[32] 均处于较低的水平。IGFBP-3 的抗肿瘤作用可能包括诱导肺癌细胞凋亡[37] 和破坏低分化肿瘤细胞的 DNA 合成[32]。腔镜手术组患者的 IL-12、IL-17 和 IL-22 的水平低于常规开胸手术的患者，但没有显著性差异[7]。

胰岛素生长因子结合蛋白 -3 的抗肿瘤作用可能在肺癌患者表现明显。在肺癌术后的患者血液中存在循环的癌细胞[13]。在一项前瞻性研究中，腔镜组患者手术后第 3 天的 IGFBP-3 的水平高于常规开胸手术的患者。与此相反，能够分离和失活 IGFBP-3 的金属蛋白酶 -9（matrix metalloproteinase 9，MMP-9）在腔镜组患者中处于较低水平。MMP-9 通过对基底膜胶原Ⅳ蛋白的分解作用使肿瘤细胞更具有侵袭性和转移性[38,39]。这些数据提示，在腔镜手术较常规开胸术式有较高生存率的机制中可能存在免疫学因素。

外科手术与细胞免疫

大多数手术都会减少循环淋巴细胞并损害细胞介导的免疫功能，而微创手术对免疫功能的影响相对较小。对腹部手术来说，腹腔镜手术较常规开腹手术造成的此类影响较小[7]。

胸腔镜手术较少引起淋巴细胞的免疫抑制，对 T 细胞总数和 CD4 T 细胞数的影响也较小。自然杀伤细胞（natural killer，NK）在肿瘤免疫监视中发挥重要作用，因为其具有在非致敏条件下识别、定位和杀伤肿瘤细胞的作用[40]。NK 细胞的数量在常规开胸术式后显著低于胸腔镜手术后[41]。IL-10 可以通过抑制 NK 细胞活性而使肿瘤细胞逃避免疫系统的监控。在实验条件下，IL-10 增加肿瘤细胞对 NK 细胞的抵抗力[42]。在肺叶切除术后，IL-10 的水平较高。在胸腔镜术后，粒细胞的吞噬作用受到的影响较小[8,32]。

微创手术对细胞免疫系统成分的影响可能低于大切口的常规开胸手术。与开胸术式相比[1,7,8]，胸腔镜往往伴随较好的细胞免疫状况（如中性粒细胞和单核细胞的功能）、对 C 反应蛋白影响较小、发生紊乱的细胞因子较少，应激反应也较轻。手术创伤程度与炎症反应和免疫抑制直接相关。由于胸腔镜这一微创手术对机体免疫功能影响较轻，从而导致肿瘤患者术后生存率提高。

迟发型超敏反应（delayed-type hypersensitivity，DTH）试验是一种用于评估细胞免疫系统功能的检测。迟发型超敏反应检测结果表明，开腹术式比腹腔镜手术对细胞免疫功能产生更大的影响。迟发型超敏反应始于将抗原接种于皮肤时，抗原在抗原呈递细胞表面被呈递给淋巴细胞。在炎症反应阶段，受抗原刺激的 CD4 淋巴细胞通过增殖和分泌细胞因子引起内皮细胞渗漏和纤维蛋白沉积，造成局部肿胀。在效应阶段，由细胞因子激活的血管内皮细胞通过效应细胞清除细胞内的病原体。皮肤硬结的大小直接与免疫反应的强度呈正相关。迟发型超敏反应阴性与术后脓毒血症、伤口感染和死亡率有关，也与手术切除率低以及肿瘤复发率高有关[43]。

迟发型超敏反应测试曾被用于评估腔镜手术和开放手术对动物的影响。Gleason 等[43] 对 100 只 5 ～ 6 周的 C3H/H3N 小鼠进行了 3 组植物凝集素的迟发型超敏反应检验。植物凝集素是一种多克隆刺激物，能够直接作用于未成熟的 CD4 淋巴细胞，促进细胞增殖和细胞因子分泌。通过对反应硬结厚度的测定，可以观察到模拟开腹手术的小鼠中迟发型超敏反应的反应程度明显低于腹腔镜手术组，提示开腹手术组发生了细胞免疫抑制[43]。

细胞免疫功能的抑制将增加脓毒血症的易感性。在两项使用相似的鼠模型研究细胞免疫功能的研究中，Allendorf 等[44] 对开腹手术与气腹术进行了比较，而另一组[45] 则对比了腹腔镜与开腹手术。通过注射金黄色葡萄球菌 502A 后小鼠皮肤的脓肿数来评估脓毒血症的易感性。两组实验均显示微创手术所带来的良好的细胞免疫功能，表现为脓肿较小及愈合速度较快。当研究者用迟发型超敏反应试验评估非特异性促 T 细胞分裂剂——植物凝集素的免疫反应时，同样发现在开腹手术组迟发型超敏反应明显减弱[18]。

结论

与常规开胸术式相比，VATS 对免疫功能的影响较小，从而有可能在短时间内引起相对少的伤口愈合及感染问题，而其远期效应将是生存期的延长。VATS 能够更好地保护细胞免疫功能，比常规开胸术式更能减少炎性及免疫介质的合成和释放，较少影响肿瘤的生物特性。

开放性手术减少了淋巴细胞和中性粒细胞的趋化性，降低了 NK 细胞的活性，降低了淋巴细胞和吞噬细胞间的相互作用以及迟发型超敏反应。对免疫功能的损害将会增加脓毒血症和肿瘤转移的可能性。

虽然大多数数据来自腹部外科手术，但胸部手术的相关数据正不断地增多，为微创胸部手术的优势提供理论依据。

参考文献

1. Yim AP，Wan S，Lee TW，Arifi AA. VATS lobectomy reduces cytokine responses compared with conventional surgery. Ann Thorac Surg，2000，70：243-247.
2. Vallina VL，Velasco JM. The influence of laparoscopy on lymphocyte subpopulations in the surgical patient. Surg Endosc，1996，10：481-484.
3. Lennard TW，Shenton BK，Borzotta A，et al. The influence of surgical operation on the components of the immune system. Br J Surg，1985，72：771-776.
4. Buckman RF. Lord Moynihan of Leeds. Surg Gynecol Obstet，1976，142：90-94.
5. Hoksch B，Ablassmaier B，Walter M，Muller JM. Complication rate after thoracoscopic and conventional lobectomy. Zentralbl Chir，2003，128：106-110.
6. National Emphysema Treatment Trial（NETT）Research Group. National Emphysema Treatment Trial：a comparison of median sternotomy versus VATS for lung volume reduction surgery. J Thorac Cardiovasc Surg，2004，127：1350-1360.
7. Ng CS，Wan S，Hui CW，et al. Video-assisted thoracic surgery for early stage lung cancercan short-term immunological advantages improve long-term outcomes? Ann Thorac Cardiovasc Surg，2006，12：308-312.
8. Craig Sr，Leaver HA，Yap PL，Walker WS. Acute phase responses following minimally invasive access and conventional thoracic surgery，Eur J Cardiothorac Surg，2001，20：455-639.
9. Sugi K，Sudoh M，Hirazawa K，et al. Intrathoracic bleeding during video-assisted thoracoscopic lobectomy and segmentectomy. Kyobu Geka，2003，56：928-931.
10. Kaseda S，Aoki T. Video-assisted thoracic surgical lobectomy in conjunction with lymphadenectomy for lung cancer. Nippon Geka Gakkai Zasshi，2002，103：717-721.
11. Imai K，Matsuyama S，Miyake S，et al. Natural cytotoxic activity of peripheral-blood lymphocytes and cancer incidence：an 11 year follow up study of a general population. Lancet，2000，356：1795-1799.
12. Whitsen BA，D'Cunha J，Maddaus MA. Minimally invasive surgery improves patients' survival rates through less perioperative immunosuppression. Med Hypotheses，2007，68：1328-1332.
13. Yamashita JI，Kurusu Y，Fujino N，et al. Detection of circulating tumor cells in patients with non-small cell lung cancer undergoing lobectomy by video-assisted thoracic surgery：a potential hazard for intraoperative hematogenous tumor cell dissemination，J Thorac Cardiovasc Surg，2000，119：899-905.
14. Allendorf JD，Bessler M，Horvath KD，et al. Increased tumor establishment and growth after open vs laparoscopic surgery may be related to differences in postoperative lymphocyte function. Surg Endosc，1997，13：233-235.
15. Pepys MB，Hirshfield GM. C-reactive protein：a critical update，J Clin Invest，2003，111：1805-1812.
16. Locksley RM，Killeen N，Lenardo MJ. The TNF and TNF receptor superfamilies：integrating mammalian biology，Cell，2001，104：487-501.
17. Vittimberga FJ，Foley DP，Meyers WC，Callery MP. Laparoscopi c surgery and the immune response，Ann Surg，1998，227：326-334.

18. Allendorf JD，Bessler M，Whelan RL，et al. Postoperative immune function varies inversely with the degree of surgical trauma in murine model，Surg Endosc，1997，11：427-430.

19. Kuntz C，Wunch A，Bay F，et al. Prospective randomized study of stress and immune response after laparoscopic vs conventional colonic resection. Surg Endosc，1998，12：963-967.

20. Bouvy ND，Marquet RL，Jeekel J，Bonjer HJ. Laparoscopic surgery is associated with less tumor growth stimulation than conventional surgery：an experimental study. Br J Surg，1997，84：358-361.

21. Gut CN，Kuntz C，Schmandra TH，et al. Metabolism and immunology in laparoscopy. First workshop on experimental laparoscopic surgery，Surg Endo，1997，12（8）：1096-1098.

22. Wan S，LeClerc JL，Vincent JL. Cytokine responses to cardiopulmonary bypass：lessons learned from cardiac transplantation. Ann Thorac Surg，1997，63：269-276.

23. Nakagoe T，Tsuji T，Sawai T，et al. Increased serum levels of interleukin-6 in malnourished patients with colorectal cancer，Cancer Lett，2003，202：109-115.

24. Harmon GD，Senagone AJ，Kilbride MJ，Warzynski MJ：Interleukin response to laparoscopic and open cholecystectomy. Dis Colon Rectum，1994，37：754-759.

25. Ellstrom M，Bengtsson A，Tylman M，et al. Evaluation of tissue trauma after laparoscopic and abdominal hysterectomy：measurements of neutrophil activation and release of interleukin-6，cortisol，and C-reactive protein. J Am Coll Surg，1996，182：423-430.

26. Siestes C，Wiezer MJ，Eijsbouts QA，et al. A prospective，randomized study of the systemic immune response after laparoscopic and conventional Nissen fundoplication. Surgery，1999，126：59.

27. Brune IB，Wilke W，Hensler T，et al. Downregulation of T helper type 1 immune response and altered pro-inflammatory and anti-inflammatory T cell cytokine balance following conventional but not laparoscopic surgery. Am J Surg，1999，177：55-60.

28. Yamada T，Hisanaga M，Nakajima Y，et al. Serum interleukin-6，interleukin-8，hepatocyte growth factor，and nitric oxide changes during thoracic surgery. World J Surg，1998，22：783-790.

29. Katsuta T，Saito T，Shigemitsu Y，et al. Relation between tumor necrosis factor alpha and interleukin 1 beta producing capacity of peripheral monocytes and pulmonary complications following oesophagectomy. Br J Surg，1998，85：548-553.

30. Takeda S，Takeda S，Kim C，et al. Preoperative administration of methylprednisolone attenuates cytokine-induced respiratory failure after esophageal resection. J Nippon Med Sch，2003，70：16-20.

31. Szczesny TJ，Slotwinski R，Stankiewicz A，et al. Interleukin-6 and interleukin 1 receptor antagonist as early markers of postoperative complications after lung cancer surgery. Eur J Cardiothorac Surg，2007，31：719-724.

32. Sugi K，Kaneda Y，Esato K. Video-assisted thoracoscopic lobectomy reduces cytokine production more than conventional open lobectomy，J Thorac Cardiovasc Surg. 2000，48：161-165.

33. Friscia ME，Jianliang Z，Kolff JW，et al. Cytokine response is lower after lung volume reduction surgery through bilateral thoracoscopy versus sternotomy，Ann Thorac Surg. 2007，83：252-256.

34. Chang KT，Tsai CM，Chiou YC，et al. IL-6 induces neuroendocrine dedifferentiation and cell proliferation in non-small cell lung cancer cells. Am J Physiol Lung Cell Mol Physiol. 2005，289：L447-L453.

35. Wu Y，Yakar S，Zhao L，et al. Circulating insulin-like growth factor-1 levels regulate colon cancer growth and metastases. Cancer Res，2002，62：10301-10335.

36. Shariat SF，Lamb DJ，Kattan MW，et al. Association of preoperative plasma levels of insulin-like levels of growth factor binding proteins-2 and -3 with prostate cancer invasion，progression，and metastasis. J Clin Oncol，2002，20：833-841.

37. Chang YS，Kong G，Sun S，et al. Clinical significance of insulin-like growth factor-binding protein-3 expression in stage 1 nonsmall cell lung cancer. Clin Cancer Res，2002，8：3796-3802.

38. Liotta LA，Tryggvason K，Garbisa S，et al. Metastatic potential correlates enzymatic degradation of basement membrane collagen. Nature，1980，284：67-68.

39. Iizasa T，Fujisawa T，Suzuki M，et al. Elevated levels of circulating plasma matrix metalloproteinase 9 in non-small cell lung cancer patient. Clin Cancer Res，1999，5：149-153.

40. Ng CS，Lee TW，Wan S，et al. Thoracotomy is associated with significantly more profound suppression in lymphocytes and natural killer cells than video assisted thoracic surgery following major lung resection for cancer. J Invest Surg，2005，18：81-88.

41. Leaver HA，Craig SR，Yap PL，Walker WS：Lymphocyte responses following open and minimally invasive thoracic surgery. Eur J Clin Invest，2000，30：230，238.

42. Tsuruma T，Yagihashi A，Torigoe T，et al. In terleukin-10 reduces natural killer sensitivity and downregulates MHC class I expression on H-ras-transformed cells. Cell Immunol，1998，184：121-128.

43. Gleason NR，Blanco I，Allendorf JD，et al. Delayed-type hypersensitivity response is better preserved in mice following insufflations than after laparotomy. Surg Endosc，1999，13：1032-1034.

44. Allendorf JDF，Bessler M，Whelan RL，et al. Better preservation of the immune fucntion after laparoscopic-assisted versus open bowl resection in a murine model. Dis Colon Rectum，1996，39（Suppl）：S67-S72.

45. Allendorf JDF，Bessler M，Horvath KD，et al. Increased tumor establishment and growth after open vs laproscopic bowl resection in mice. Surg Endosc，1998，12：1035-1038.

（苏　雷　于　顺　译）

第 3 章

麻醉相关问题

Karen S.Sibert和Robert A.Ffantz

引言

微创胸部手术的麻醉实施与常规开胸术类似，顺利麻醉的关键步骤包括：

◆ 熟练放置和调整右侧或左侧双腔气管插管（double-lumen endotracheal tubes，DLTs）。

◆ 熟知气管支气管的解剖，并熟练使用纤维支气管镜。

◆ 熟悉胸部硬膜外镇痛。

◆ 有对胸外科麻醉有专长的麻醉师。

患者准备和监测

◆ 大多数患者能够适应麻醉的高风险［即美国麻醉医师学会（American Society of Anesthesiologists，ASA）体力状况分级 3 级］，需要肺功能异常的检查结果。

◆ 如果患者需要进行扩张支气管治疗，应在术前进行。

◆ 对术后疼痛的处理进行讨论，包括实施硬膜外麻醉的可能性。

◆ 对在麻醉清醒后由于胸壁引流管和肺复张可能给患者带来的呼吸不适加以预防。

◆ 如果患者有过术前新辅助放疗或化疗，需要提前对其确认，并且由于他们对高浓度氧敏感，应保持最低限度的吸入氧浓度。

◆ 18 号可弯曲的单腔静脉插管适合于多数的微创病例。

◆ 建议对大多数病例设置桡动脉插管，除非患者身体特别健康或预计操作特别简单。

◆ 很少使用中心静脉插管，除非静脉通路受限或预计出血量大。中心静脉插管常规用于全肺切除、食管切除及肺减容术。

放置双腔气管插管

应用

◆ 在多数的胸部手术中都需要 DLTs，如肺楔形切除、肺叶切除、全肺切除、肺减容术、胸膜粘连术、胸膜外纤维层剥除术和食管切除术。

◆ 在纵隔镜、交感神经切除术或剑突下心包开窗术中不需要 DLT。

◆ 术中需要肺萎陷时则使用双腔气管插管。支气管阻断器不能使肺充分萎陷或吸引术侧肺。

◆ 常规应用可视喉镜可以保证 DLT 头端在清晰的视野下通过声门。

常规插管

一般将 DLT 插入咽部的过程分为 5 步，大多情况下借助 Mac 4 型可视喉镜。

1．将 Mac 喉镜插入口腔右侧，用侧边将舌推向左侧。

2．将 Mac 喉镜头端进入咽峡部，抬起喉镜并显露声带。在某些患者，将喉镜置于会厌下会使视野更清晰。

3．在气管插管头侧 6 ～ 8cm 处将 DLT 弯曲 30°～ 45°，从口腔右侧插入，使头端直达声带。

4．依照气管插管头端及周围结构的关系，下面的两个步骤之一显得更有必要。

　　a．如果对线良好（无论是否有导丝存在），可以直接将 DLT 插入气管。

　　b．如果气管插管头端在咽喉前或侧壁（即前联合）或杓状软骨处遇到阻力，轻轻改变或旋转插管引导头端使其通过阻碍。退出导丝有利于插入。

5．由于在这一过程中预先弯曲过 DLT，插管前端会触及气管环，而阻碍插管前行。需要对 DLT 轻柔扭转或加压，也可能需要将纤维气管镜穿过支气管腔引导 DLT 下端穿过气管环到达合适的支气管处。

插管困难

◆ 对于前侧咽壁、喉腔过小及其他困难状况，使用 DLT 交换导管设备较为便利（图 3-1）。可以借助可视喉镜或预先放置的单腔气管插管将 DLT 交换导管置入气管。将 DLT 沿交换导管置入气管。在穿过交换导管时一定要注意轻柔操作，以避免损伤声带。

◆ 应对困难插管的另一个安全的方法是直接通过纤维气管镜引导，将 DLT 插入气管。采用推压下颌、牵拉舌和同时使用喉镜等技巧可有利于将插管顺利插入喉入口。

DLT 的最佳位置

◆ 可以通过一或两种方式将 DLT 置于适当位置：

● 将 DLT 插入气管，用纤维气管镜（fiberoptic bronchoscopy，FOB）引导，使管降至适当的主气管位置。

● 首先在喉镜引导下将 DLT 插至主支气管预计的深度（作者经常这样做），再用纤维气管镜进行必要的调整以达到适当位置。

选择右侧或左侧 DLT

◆ 在大多数情况下，由于感觉很难将右侧 DLT 放置在适当的位置而保证右肺上叶通气，很多医院将左侧 DLT 用于所有的胸部手术麻醉。但作者不这样认为。作者常规对于大多数左侧胸部手术选择右侧 DLT，右侧胸部手术选择左侧 DLT。这样做有许多优点：

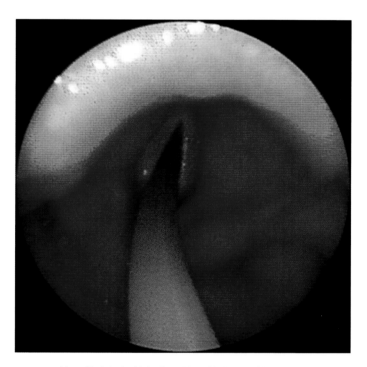

图 3-1　使用软头的气管插管交换导管有利于使 DLT 通过有困难的气管

◆ 不会在行左全肺或肺叶切除使用缝合器时存在伤及左侧气管插管气囊的危险。

◆ 通过气管镜可以更清楚地观察隆崤以及术侧肺的主要主气管。

◆ 通过气管腔用气管镜观察远端套囊的位置是否妨碍非术侧肺的通气。

◆ 即使在插管过程中气管插管的主气囊被患者牙齿划破，仍然可以借助完好的远端气囊完成单侧肺通气。

◆ 如果在左侧肺切除术中使用左侧 DLT，对左侧肺的压力会堵塞用于右肺通气的气管腔，或将支气管套囊挤入气管腔。

◆ 由于进入右侧支气管的路径更为直接，使右侧 DLT 更为容易。在实施袖状切除术时，选择对侧气管插管是有必要的，如在行左肺袖状切除时，左侧气管插管就会影响缝合等操作，也不利于保障患者的通气。

插管不当时的解决方法

◆ 尽管在左侧气管插管中常规行左侧扭转，但仍有 5% ~ 10% 的左侧 DLT 进入右侧支气管。这时应将插管退至气管腔内，在纤维气管镜的引导下插入准确位置。

◆ 在患者侧身及弯曲时，DLT 会向颈侧移位最小 1cm，应适当插入以避免支气管套囊呈疝状而压迫隆突。这种情况在牙齿缺如的患者更易发生。在温暖和弯曲的情况下气管插管更方便插入和退出。

◆ 在患者侧身后再次用纤维气管镜确定插管位置。

◆ 低氧通常是插管不当的一种表现，作者认为几乎没有必要对术侧肺应用持续正压支持（continuous positive airway pressure，CPAP），或对非术侧肺超过 5cm 的呼气末正压通气（positive end-expiratory pressure，PEEP）。在肺叶切除操作中，钳闭肺叶的血管会使氧饱和度有所改善。

◆ 在右侧双腔气管插管时，如果右肺上叶离气管开口很近，远端气囊就会挤压隆崤。在这种情况下，将纤维气管镜接上抽吸管，将气管插管直接插入左侧支气管，使左肺萎陷。

◆ 在患者取侧卧位后，右侧 DLT 与右肺上叶开口的对线位置会发生改变。虽然重新校对有困难，但氧饱和度通常很少受到影响。

纤维支气管镜和气管支气管解剖

◆ 气管和隆崤（图 3-2）

　▲ 气管隆崤有一个尖锐的突起。

　▲ 气管膜部是位于气管样后侧的平板样结构。

　▲ 气管前部呈弓状，可见环状结构。

◆ 右侧主支气管及二级隆崤（图 3-3）

　▲ 右侧为右肺上叶支气管开口。

　▲ 左侧为中间干支气管。

◆ 右肺上叶支气管及段支气管（图 3-4）

　▲ 特有的三孔结构包括尖段、前段及后段。

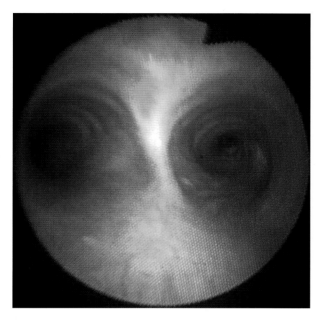

图 3-2 通过主气道视野可见气管前壁的弧形环以及位于其后方的气管膜部

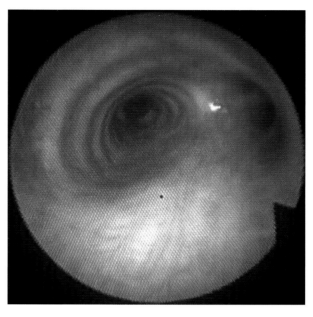

图 3-3 右主支气管有向右侧的右上叶开口和向左侧的中间支气管

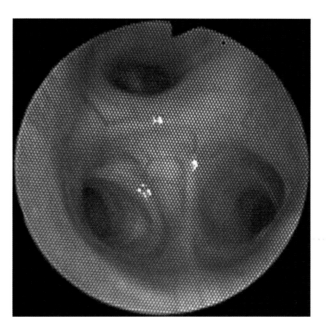

图 3-4 右肺上叶支气管分成典型的三叉并分别分支进入三个肺段

◆ 右侧中间干支气管及所属的中叶和下叶支气管（图 3-5）

　　▲ 右肺中叶有一个小管腔和两个肺段。

　　▲ 右肺下叶有一大的管腔、一个背段及四个基底段。

◆ 左侧主支气管、二级隆嵴、左肺上叶及下叶支气管（图 3-6）

　　▲ 左肺上叶和下叶的体积相近。

◆ 左肺下叶（图 3-7）

　　▲ 左肺下叶有一个背段及三个或四个基底段。

◆ 左肺上叶（图 3-8）

　　▲ 左肺上叶有三个肺段。

　　▲ 舌叶有两个肺段。

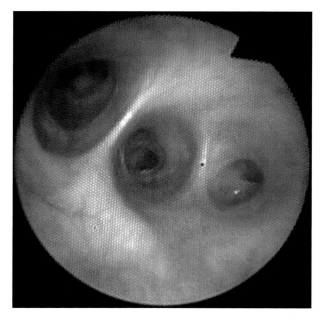

图 3-5　在右侧中间干支气管，右中叶支气管开口较小，在右下叶开口处可见一平滑的膜分隔下叶背段和基底段

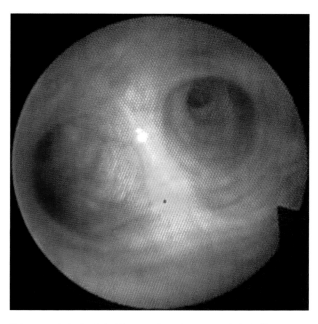

图 3-6　在左主支气管，左肺上叶和左下叶支气管的开口大小相近

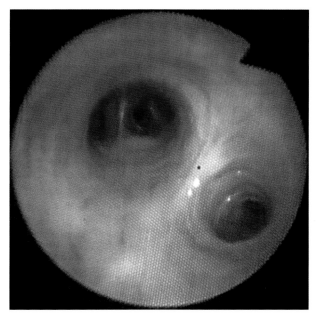

图 3-7　左肺下叶支气管有一个背段及三个（有时是四个）基底段

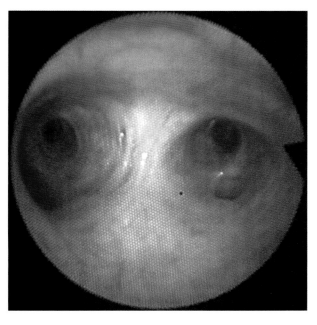

图 3-8　在左肺上叶，固有段分为有三个肺段，舌叶有两个肺段

◆ 右侧 DLT 的最佳位置

　　▲ 通过支气管腔观察：可见在 DLT 通过白线末端开口的右肺上叶开口（图 3-9）。

　　▲ 通过气管腔观察：在隆嵴右侧可见远端气囊的蓝色边缘（图 3-10）。

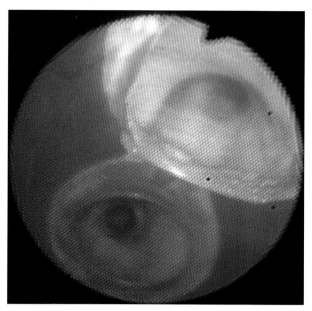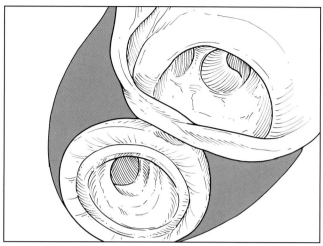

图 3-9　通过置于最佳的右侧 DLT 的支气管腔可见通过白线的末端开口的右肺上叶开口

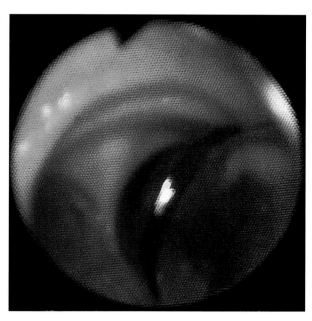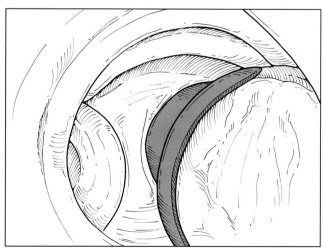

图 3-10　通过最佳的右侧 DLT 的支气管腔可见隆嵴右侧套囊末端的边缘

◆ 左侧 DLT 的最佳位置

　　▲ 通过支气管腔所见：可见左侧主支气管隆嵴及左侧上叶及下叶支气管（图 3-11）。

　　▲ 通过气管腔所见：在隆嵴左侧可见远端的气囊蓝线（图 3-12）。

麻醉诱导、维持及应急处理

◆ 所做的医疗准备工作都应及时应对手术室随时发生的麻醉中和拔管后的紧急状况。

◆ 对于术前化疗或放疗的患者，应注意降低氧气吸入浓度，以减少高浓度氧对肺的损伤。一般认为，维持单肺通气中氧饱和度在 86% ～ 90% 是比较适宜的。

◆ 减少液体补给量，以减少术后复张性肺水肿发生的风险。

麻醉诱导

◆ 对于老年人或肺功能不良的患者，应避免使用苯二氮䓬类镇静药。

◆ 尽管在使用丙泊酚时剂量较为保守，但对于大多数患者来说，具有良好的耐受性。依托咪酯较适合于心功能不全或低血容量的患者。

◆ 使用低剂量的麻醉药以减少术后药物对患者呼吸功能的抑制作用。100 ～ 150μg 芬太尼足以应对大多数的麻醉诱导。

◆ 在气管插管时，需配合使用非去极化肌松药物。罗库溴铵具有起效迅速、组胺释放较少的特点。

麻醉维持

◆ 在手术开始前即可夹闭 DLT 的管腔，以预留使肺萎陷的时间。在患者体位改变后应用纤维气管镜确定合适的气管插管位置，并吸引术侧肺使其尽快萎陷。

◆ 地塞米松（8 ～ 10mg 静脉注射）有利于减轻声带水肿、减少气道反应及预防术后恶心。

◆ 地氟烷由于起效快、作用消失快而成为一种有效的麻醉吸入剂，可用做有效的扩张支气管药。虽然地氟烷还有降低缺氧状态下肺血管收缩的作用，但在临床上表现不明显。

◆ 注射异丙酚可能是有益的，尤其是在进行硬性气管镜检查时，受限的通气量会影响吸入麻醉药的效果。

◆ 可输入温暖的液体制剂（尤其是如果有必要使用的话）和下半身使用空气调节毯以维持正常体温。

术中注意事项

◆ 因为术中操作刺激水平的变化、对心脏或大血管的机械压迫以及相对的干湿环境因素等，所以暂时的血压变化是正常的。

◆ 药物对低血压的调控优于补充大量的晶体液。小剂量的异丙酚或艾司洛尔可以有效地应对出现的高血压。应慎重使用长效抗高血压药，除非在术后才考虑。

◆ 术中出现的心律失常往往继发于术中的操作，而随着操作停止后自行好转。

◆ 缓慢注射地尔硫䓬（20mg 静脉注射）可用于处理肺叶或全肺切除，特别是心包内手术的患者术后出现的心房颤动。

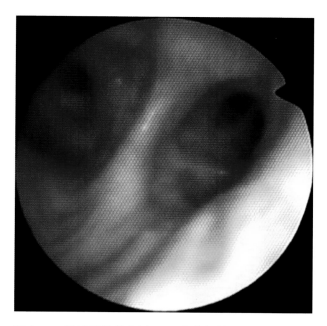

图 3-11　通过最佳的左侧 DLT 的支气管腔可见左上叶及下叶支气管

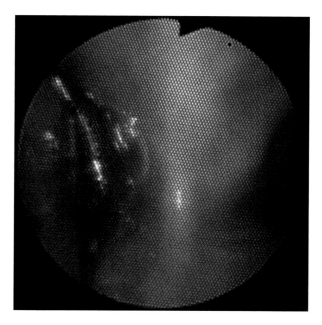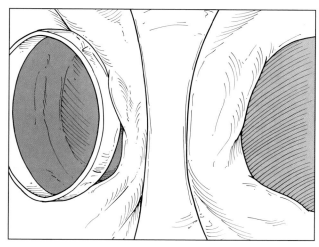

图 3-12　通过最佳的左侧 DLT 的支气管腔可见隆嵴左侧套囊末端的边缘

◆ 避免过度使用肌松药物。因为胸部手术的患者由于自身疾病如 Eaton-Lambert 综合征（类重症肌无力综合征）、重症肌无力、激素相关性肌病或慢性衰弱等会引起肌松时间过长。

通气参数

◆ 在单肺通气时，控制潮气量在每公斤体重 5 ~ 6ml。

◆ 控制气道的峰值压不超过 35cm H_2O，平台压不超过 25cm H_2O。

◆ 可以使用 5cm 的呼气末正压通气，但除外慢性阻塞性肺疾病（chronic obstructive pulmonary disease，COPD）患者。

◆ 调节呼吸频率以保持正常的 CO_2 分压。

◆ 对于低肺顺应性或急性肺损伤的患者，可使用压力控制通气：

 ▲ 原发性肺纤维化。

 ▲ 伴有弥散功能和一秒用力呼气容积（forced expiratory volume in one second，FEV_1）降低的限制性或阻塞性肺疾病。

 ▲ 之前有过化疗或放疗。

 ▲ 嗜酒。

 ▲ 输血（输血相关急性肺损伤）。

 ▲ 药物（胺碘酮、博莱霉素、环磷酰胺、妥卡尼、可卡因、海洛因等）引起的肺毒性。

 ▲ 患有结缔组织肌病，如类风湿性关节炎、硬皮病、狼疮、韦格纳肉芽肿、Goodpasture 综合征等。

 ▲ 高氧血症：在最初的除氮后如果可行的话可以考虑降低吸入气中的氧浓度分数。

紧急情况

◆ 逐步使术侧肺膨胀，人工调节是控制气道压力最好的方法。

◆ 在缝合皮下组织及皮肤时，应考虑恢复患者的自主通气。

◆ 无论有无同步间歇指令通气（synchronized intermitted mandatory ventilation，SIMF）存在，压力支持都有助于自主呼吸和肺复张。

◆ 确定肌松效应已被完全对抗。

◆ 对过度肥胖或插管困难的患者应在清醒状态下并采取半卧位时拔出气管插管。

◆ 对于插管没有困难的正常患者（正常体重、气道通畅）可以考虑侧位拔管，这有利于减轻咳嗽、支气管痉挛、高血压及心动过速的发生。

◆ 对于肾功能和凝血指标正常的患者，可在接近手术结束时给予酮咯酸 30mg 静脉注射。

◆ 静脉注射利多卡因 50 ~ 100mg 有利于提高直至拔管前患者对气管插管的耐受性。

◆ 很多患者在到麻醉后护理病房（postanesthesia care unit，PACU）后会立即受益于气管扩张药的使用。

手术操作特别的要点和注意事项

纵隔镜

◆ 大出血较少见，但一旦出血需要正中开胸止血。

◆ 将脉搏血氧仪传感器和动脉导管（如果使用的话）放在患者右侧。如果在操作中纵隔镜关闭了右侧无名动脉，可以立即觉察到流向右臂的血流减少，进而医生要警惕避免引起颈动脉血流减少。

胸腺切除治疗重症肌无力

◆ 如有可能要避免使用肌松药物。

◆ 联合使用异丙酚和较深的吸入麻醉（如地氟醚或七氟醚），有利于气管插管。

双侧胸交感神经切除术

◆ 双侧交感神经切除术常用于治疗健康体质的多汗症患者。

◆ 在吸入 CO_2 压迫肺手术暴露的关键步骤中需要使用单腔气管插管并暂停通气。

◆ 术中可监控双侧上肢的温度以确定双侧交感神经切除术的效果。

食管切除

◆ 因病变的部位不同，除了剖腹术外患者可能需要右侧胸腔镜下或右侧开胸术。

◆ 如果计划行颈部吻合术，必须预留左侧颈部。

◆ 在切除纵隔段食管时，常会出现血压降低，可能会需要药物处理。有些医生常规选择注射多巴胺。

◆ 维持术中正常温度和酸碱平衡。这些患者需要大量水化。

◆ 持续低血压或低血容量都会造成吻合口缺血。

胸膜固定术和胸膜剥脱术

◆ 这类操作多用于转移癌、慢性胸腔积液、肺气肿和血胸的病情很重的患者。

◆ 预估胸膜剥脱术术中可能的出血量，特别是慢性胸膜增厚的患者。

◆ 这类患者由于原发病的因素，术后需要机械通气支持的风险较高。

双侧肺减容术

◆ 双侧肺减容术仅推荐用于晚期、严重的难治性 COPD 患者。

◆ 术前适当应用气管扩张治疗或激素。

◆ 指导患者术后进行唇式呼吸锻炼，通过自身的呼气末正压通气支持恢复肺功能。

◆ 应在术前放置硬膜外导管，除非有禁忌证（详见"术后麻醉"）。

◆ 最好轻柔地进行麻醉诱导，减少异丙酚用量，使用一种非去极化药物和一种吸入扩张支气管的药物。

◆ 合并肺大疱的高顺应性肺更易于超过正常的潮气量，在诱导过程中应避免使用激进的面罩通气。

◆ 通过将最初吸气峰压保持在 12 ～ 14cm 水柱而维持压力控制通气。极少数情况下需要使峰值压力超过 20cm。

◆ 允许略高于正常的 CO_2 浓度（譬如允许性高碳酸血症），保持较慢的呼吸频率以减少气压伤和气体滞留的风险。氧饱和度很少成为问题。

◆ 肺萎陷通常需要纤维支气管镜引导的抽吸。

◆ 一般在使第一次肺复张时用人工控制压力不超过 20cm H_2O，随呼吸逐渐至肺膨胀。尽管医生需要较大的压力以评估缝合效果，避免引起其他肺大疱的破裂是重要的。

◆ 可以用连接麻醉机的容量仪器来监控缝合面的漏气情况。在合理的吸气峰压下，测出吸气量与呼气量的差值。较大的差值提示漏气的严重性。漏气是可以预计的；漏气量因患者肺容量而异。

◆ 在进行对侧肺减容时，应提前下调潮气量。肺顺应性经常降低，应保持低的潮气量以避免过高的吸气峰压。

◆ 用同样方法监测前述该侧过度漏气状况。

◆ 在患者清醒和听从指令的状态下取半卧位拔管，并鼓励患者进行唇式呼吸功能锻炼。

◆ 患者回到麻醉恢复室后立即安排好气管扩张药治疗。

术后镇痛

常规胸腔镜手术的镇痛

◆ 在作者单位，由电视胸腔镜中转开胸术式的比例小于 5%，而对于胸腔镜单肺叶切除的患者硬膜外麻醉不作为常规。

◆ 外科医生在手术前先行皮肤局部麻醉，并在切口愈合前实施 T2～T11 的肋间神经阻滞。

◆ 酮咯酸是一种有益的辅助用药。

◆ 麻醉恢复室护士在术后镇痛药的点滴中起重要作用。如剂量太小则患者由于疼痛而僵直或拒绝咳嗽；剂量过大会导致 CO_2 蓄积。小剂量递增是最合适的，如氢吗啡酮（0.2～0.5mg 静脉注射）或芬太尼（25～50μg 静脉注射）。

胸部硬膜外镇痛

◆ 在行开胸术、全肺切除术、肺减容术、双侧 VATS、肋骨或胸壁切除术的患者术前放置硬膜外导管。

◆ 约有 5% 计划行电视胸腔镜手术的患者由于以下原因需要进行开胸术，包括术前经过化疗或放疗的患者、肺上沟瘤的患者、需要胸壁部分切除或袖状切除的患者。这些患者需要放置硬膜外导管。

◆ 由于在手术结束前即可启用硬膜外导管，在全麻诱导前放置硬膜外导管更有利于术后镇痛。

◆ 硬膜外导管的位置多在胸中部，过高的位置不利于缓解胸部引流管所致的疼痛。

◆ 为了预防 VATS 病例中转胸廓开胸术，有的麻醉师选择在麻醉结束后在急症出现前放置硬膜外导管，并使用少量神经肌肉阻断药。其他麻醉师则选择在麻醉恢复室唤醒患者并放置硬膜外导管镇痛。

◆ 麻醉师不支持对无意识的不能表述疼痛或感觉异常的成年患者实施胸部硬膜外置管。

◆ 作者在术中对使用硬膜外导管有所限制，除了给予实验剂量的局部麻醉或 2.5～4mg 的保留剂量的吗啡。因为活化的硬膜外麻醉易增加术中血压降低的危险。

◆ 对大多数胸部手术，特别是全肺切除术后的患者来说，应该将输液量控制在最低值，需要在第一个 24h 内采用低剂量点滴麻黄碱维持血压。

◆ 手术快结束时，我们使用芬太尼（50 ～ 100μg）和 0.25% 丁哌卡因，或 1% 利多卡因和 1 : 200 000 的肾上腺素（4 ～ 6ml）硬膜外麻醉。在患者到达麻醉恢复室后开始持续给药，通常使用芬太尼（50 ～ 100μg/ml）和丁哌卡因（0.05% ～ 0.0625%），滴速为每小时 3 ～ 6ml。

◆ 术后与麻醉恢复室人员及疼痛管理相关人员就持续护理相互交流是很有必要的。

（苏　雷 译）

第 4 章

应用解剖

Cynthia S.Chin 和 Scott J.Swanson

引言

选择外科入路时经常不注意胸腔的解剖，但是常规开胸手术与微创手术的优点各有不同。在进行 VATS 操作时，外科医生必须理解通过图像显示的解剖结构与开胸一样。本章将描述显露胸腔重要的解剖结构的技巧。

右肺上叶切除术

前肺门

◆ **显露**：向后牵拉肺。

◆ 胸腔镜指向前中部。

◆ 膈神经自上腔静脉和心脏前方下行（图 4-1）。在分离上肺静脉（superior pulmonary vein，SPV）时要辨认此结构以免误伤（图 4-2）。钝性分离肺上静脉前的膈神经及其血管（图 4-3）。

◆ SPV 是重要的解剖结构，位于最前面，右肺动脉在其后上方；右肺上叶支气管在其后上方，在处理 SPV 及肺动脉前干后，即可显露（图 4-4）。

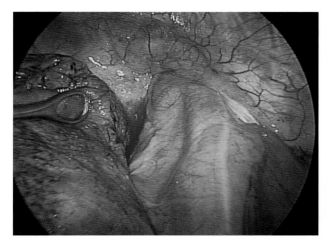

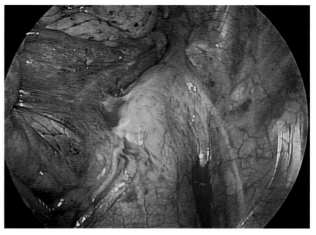

图 4-1　右侧膈神经经过锁骨下动脉的第一部分进入胸腔。自上腔静脉和心脏前方下行至膈肌

图 4-2　右侧膈神经与肺门结构很近。向后牵拉右肺上叶，可以看到膈神经绕过上肺静脉

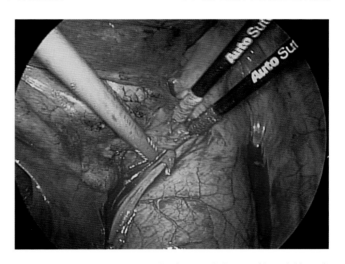

图 4-3　将右膈神经与上肺静脉钝性分离开。使用内镜组合钳可以将膈神经与上肺静脉分离开，避免在右肺上叶切除术中结扎上肺静脉时误伤

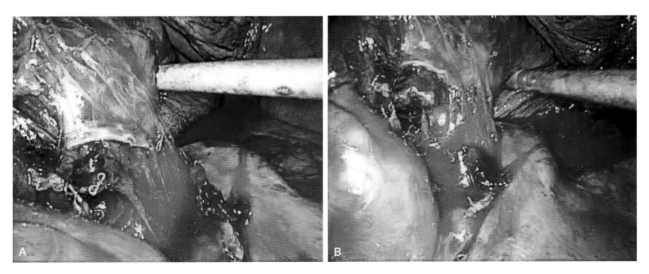

图 4-4　**A**，显示右前肺门上侧。右上肺静脉位于肺动脉前，而脉动脉又位于右上叶支气管的前方。**B**，在结扎处理上肺静脉以及肺动脉前干后，可以看到右上叶支气管前侧

◆ 从后切口向下牵拉肺，可以显露自后方向前汇入上腔静脉的奇静脉（图 4-5）。其下方是肺动脉的前干和右主支气管。将奇静脉从这些结构中钝性分离，游离奇静脉有利于完整的淋巴结清扫（图 4-6）。如果显露淋巴结有困难，可以用内镜血管缝合器将奇静脉切断。

后肺门

◆ **显露**：向前牵拉肺。

◆ 胸腔镜指向后方。

◆ 用超声刀或电刀打开后纵隔胸膜后，可见隆嵴下间隙，其中可见斜行的右主支气管及中间干支气管（图 4-7）。

◆ 奇静脉在隆嵴水平转向前方之前在后胸壁向上走行（图 4-8），可轻柔钝性分离该血管与右主支气管。

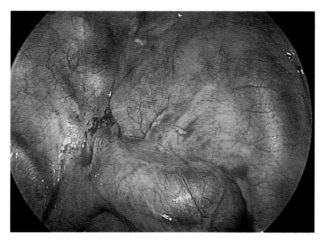

图 4-5　奇静脉在隆嵴水平走向前方，在右肺门上方与上腔静脉汇合。这个位置邻近右上叶支气管和肺动脉的前干

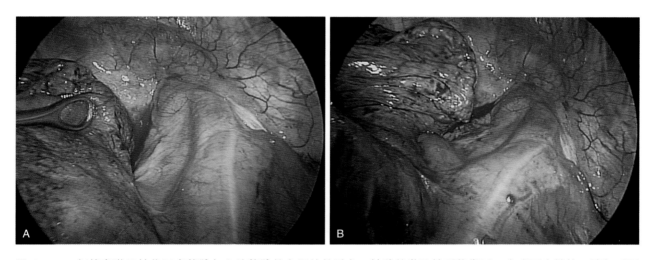

图 4-6　4R 气管旁淋巴结位于奇静脉与上腔静脉的交汇处的后方。转移的淋巴结可能靠近一个或两个结构，清扫时要避免损伤这些血管。**A**, 迷走神经前方的淋巴结。**B**, 奇静脉与上腔静脉的汇合点

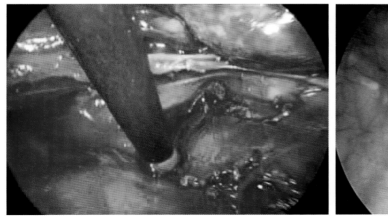

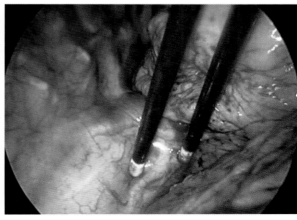

图 4-7　在右侧隆嵴下间隙，右侧主支气管在发出右肺上叶支气管后即由奇静脉下方显露

图 4-8　奇静脉向上走行至胸椎体右侧缘

◆ 在清扫隆嵴下淋巴结的过程中，可以很好地看到隆嵴下间隙。食管位于左侧主支气管的前方（图4-9）。彻底清除淋巴结后，可用外科止血纱布和直接压迫止血。间断使用热能分离需要避免对右主气管膜部或食管造成损伤。

◆ 向肺一侧剥离纵隔胸膜，可见右上叶支气管呈90°自右主支气管分出（图4-10）。

◆ 胸导管位于食管后方，很少会受到损伤，尽管在广泛的隆嵴下淋巴结清扫时有可能损伤胸导管。使用血管夹夹闭所有直径较粗的淋巴管（＞2mm）。

◆ 广泛清扫气管旁淋巴结至右侧胸膜顶。应显露右锁骨下动脉及静脉（图4-11）。该区域避免使用热能分离，以避免伤及右侧的喉返神经。在中部偏前方，左、右无名静脉汇合成上腔静脉（图4-12）。在高位气管旁淋巴结清扫时，应确认该结构。在取走被清扫的气管旁淋巴结后，可以显露心包。

右肺中叶切除术

◆ **显露**：向后牵拉肺叶。

◆ 胸腔镜指向前中侧。

◆ 膈神经在中叶肺静脉根部下行（图4-13）。与上叶解剖相似，应钝性分离膈神经以避免造成损伤。中叶肺静脉多与上肺静脉共同汇入左心房，有时单独进入左心房，极少情况下与下肺静脉汇合。中叶静脉有两支，一支位于另一支的前方，在少数情况下，一支位于另一支的上方。

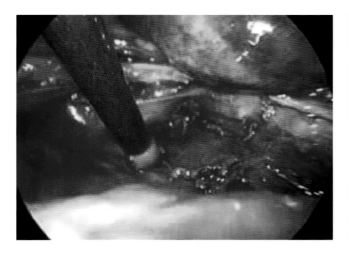

图 4-9　在清扫隆嵴下间隙中，自右侧胸腔可见左主支气管

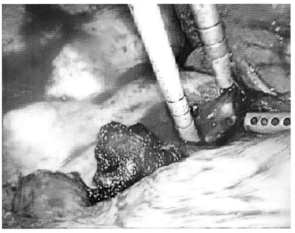

图 4-10　将纵隔胸膜向肺侧游离后，可以清楚地看到右肺上叶支气管（后面观）

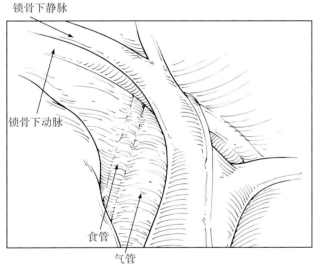

图 4-11　在右侧胸腔顶部可见右侧锁骨下动、静脉

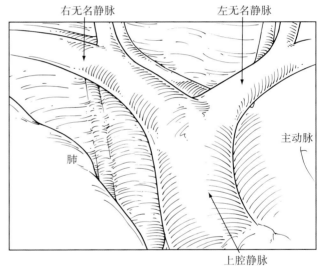

图 4-12　左无名静脉穿过纵隔并与右无名静脉汇合成上腔静脉

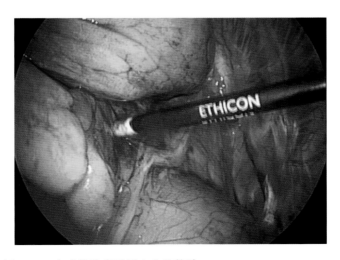

图 4-13　中叶静脉多引流入上肺静脉

◆ 与上叶不同，右肺中叶支气管位于其静脉的后方，其动脉位于支气管后方或略高于支气管（图 4-14）。这种关系十分重要，因为在处理中叶静脉后，即可处理中叶支气管。用直角钳分离支气管时应注意动脉的位置并加以保护，避免钳夹损伤。在过钳前可以分离动脉和支气管。

◆ 由于中叶处于较前的解剖位置，整个解剖集中在胸腔前部，所以中叶是最易切除的肺叶。

右肺下叶切除术

◆ **显露**：向前牵拉肺。

◆ 胸腔镜指向后方。

◆ 肺下叶切除首先看到的是后肺门（图 4-15）：先看清下肺静脉及走行的肺动脉、下叶和中叶支气管的相互关系。在后肺门沿下肺静脉的上、下缘分离，辨认该静脉、下叶支气管及走行的肺动脉，其紧临下肺静脉上缘的上方。膈肌可能会遮挡视野，可以使用内镜组合钳通过观察孔或内镜缝合器械牵拉膈肌。

◆ 识别右肺动脉最后一支——背段肺动脉（图 4-16）。在处理完毕该分支后，再处理基底支动脉干会更为安全。

◆ 要考虑到下叶支气管与中叶支气管的关系（图 4-17），明确中叶支气管的发出部位，以免在分离下叶支气管时扭转中叶支气管。在切断下叶支气管前可请麻醉师使用纤维气管镜观察以保证不会扭曲中叶支气管。

◆ 在下肺静脉区域内避免损伤膈神经，因为有时膈神经在到达膈肌中心腱开始分支前距其下缘很近（图 4-18）。过度使用电刀也能导致在这一区域的膈神经损伤。

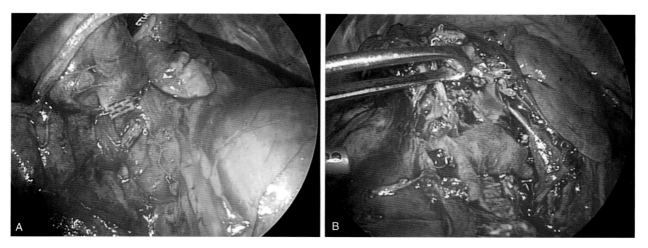

图 4-14　**A**, 右肺中叶支气管位于其静脉后方。**B**，用 Allis 钳提起切断的右肺中叶支气管。动脉位于其后方

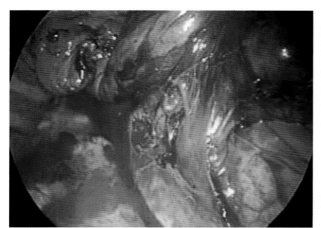

图 4-15　下叶的后面观

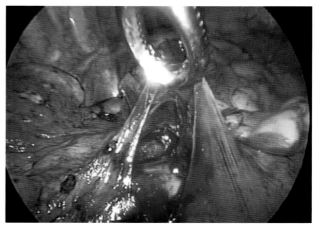

图 4-16　肺动脉进入水平裂和斜裂汇合处的肺裂。背段动脉在基底动脉的后方

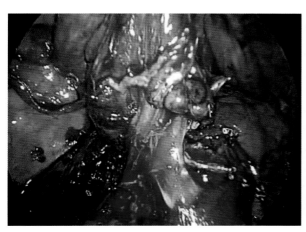

图 4-17　发自中间支气管的中叶支气管从斜裂前端进入中叶

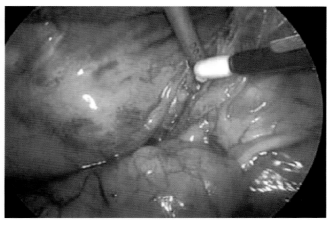

图 4-18　膈神经可能很贴近下肺静脉的下缘。游离下肺韧带时注意该解剖关系

左肺上叶切除术

◆ **显露**：向后下方牵拉肺叶。

◆ 胸腔镜指向前中部。

◆ 注意重要的解剖结构：主动脉弓、锁骨下动脉（图 4-19）、主动脉窗（图 4-20）、膈神经（图 4-21）、左侧迷走神经及伴随的喉返神经（图 4-22）、食管。

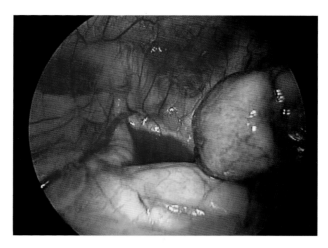

图 4-19　主动脉弓。在左侧胸腔，发自主动脉弓的左锁骨
下动脉到锁骨下的位置

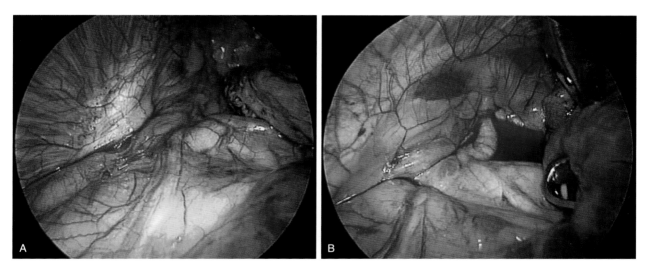

图 4-20　仅在左侧胸腔能看清主肺动脉窗。A，可仔细解剖该区域第 5 组淋巴结。A 和 B 显示该区域淋巴结的不同视
角

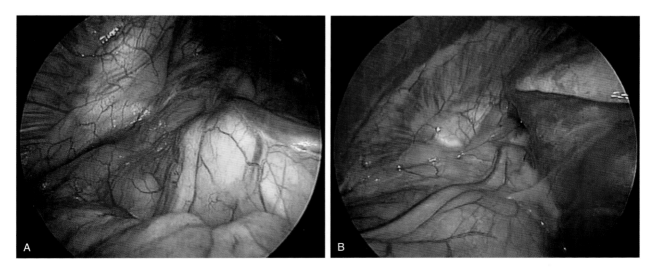

图 4-21　**A**，左侧膈神经沿主肺动脉窗前缘走行。**B**，进入膈肌（续）

◆ 评估第 5 组（图 4-20）和第 6 组淋巴结（图 4-23）的最佳路径是肺叶切除开始时左侧胸腔镜入路。在主动脉弓水平将淋巴结从自迷走神经发出的喉返神经处钝性分离。在处理接近主动脉弓上方的淋巴结时，一定注意附近的迷走神经（图 4-24），因为在这一水平的任何损伤都会累及喉返神经。在这一水平的中部，可以看到左无名静脉向中线部位斜行汇入上腔静脉。

◆ 与右侧相似，膈神经在肺门前自上而下。在处理至上肺叶的肺静脉及上叶的动脉分支时应钝性分离（图 4-21）。

◆ 在行左侧肺手术中，外科医生应注意左肺动脉。该动脉较短，如果在分离该动脉分支过程中发生各种意外，术者需对近心端采取措施以避免出血。可用纱布钳通过前切口进行压迫，虽然由于动脉短而很难控制近心端。如果在心包内处理左主肺动脉，注意不要压迫或阻断右室流出道。

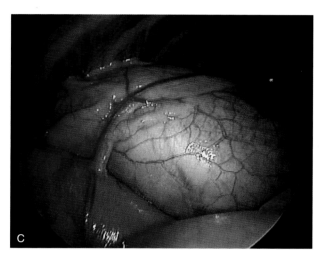

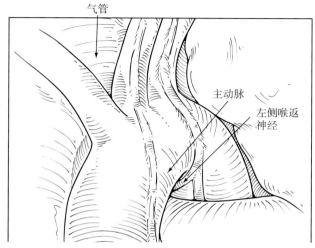

图 4-21 （续）C，在到达膈肌前。应小心分离左肺和膈肌间的粘连

图 4-22 左侧迷走神经自前向后走行，越过主动脉弓，在同食管进入腹腔之前，沿后肺门走行。左侧喉返神经在主动脉弓水平发自迷走神经

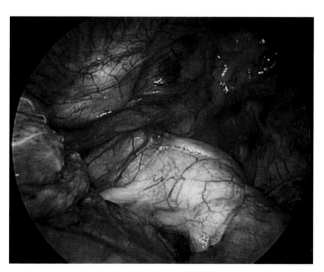

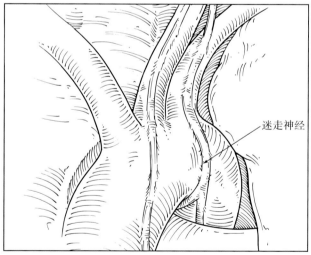

图 4-23 将左上叶向前和稍下方牵拉可见第 6 组淋巴结

图 4-24 损伤接近主动脉弓的迷走神经上部分会影响左侧喉返神经的功能

◆ 在后肺门，看清肺动脉的后段分支，以及清扫邻近的第 7—10 组淋巴结。食管位于主动脉深面（图 4-25），很容易通过其纵行的肌肉纤维辨认。从左侧清扫第 7 组淋巴结时，小心向后拉主动脉及食管以充分显露隆嵴下间隙（图 4-26）。如果在清扫过程中这一区域出血，首选的办法是用外科止血纱布止血并观察出血点，这类出血多来自于可以夹闭或电凝的动脉。保护主动脉与食管之间自上而下走行的迷走神经，沿主动脉表面后侧游离。可以锐性切断一些行至肺门的淋巴结分支以助于对迷走神经的分离。

左肺下叶切除术

◆ **显露**：将肺叶向前方牵拉。

◆ 胸腔镜指向后方。

◆ 膈肌会影响下后肺门的操作视野，在后侧用内镜组织钳或内镜缝合器械按压膈肌中心腱（图 4-27）。

◆ 游离下肺韧带后，显露下肺静脉，第 9 组淋巴结几乎总是位于下肺静脉的下缘（图 4-28）。当看到这一标志时，下肺静脉就在其上方。因为食管可能会在静脉的下方或后方与其粘连，应在分离下肺韧带时紧贴肺侧下方，以免伤及食管。

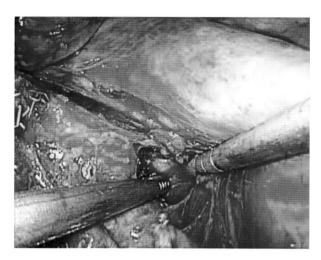

图 4-25　在大多数情况下，食管位于主动脉右侧的深面。在膈肌水平，食管更靠近主动脉的前方

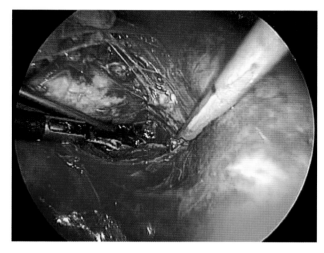

图 4-26　必需轻柔地向后轻拉主动脉及其下的食管，以进入隆突下间隙。将迷走神经向后牵拉以免损伤。应结扎到肺的某些分支。术中对迷走神经的刺激或损伤会引起术中心动过缓及术后便秘

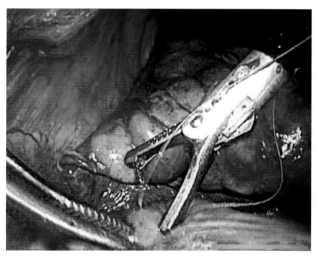

图 4-27　用内镜缝合器带 2-tevdek 线缝合膈肌中心腱，使其向下收缩并充分显露下肺门

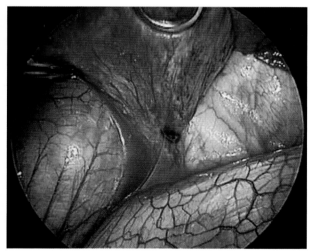

图 4-28　第 9 组淋巴结位于下肺静脉下缘的下肺韧带上

◆ 与处理右肺下叶相似，术者需熟知下肺静脉、支气管和从后侧进入肺裂的肺动脉之间的关系。由于左肺动脉较右肺动脉更为直接地进入叶间裂而易于辨认（图 4-29），也没有中叶妨碍其走行。背段肺动脉支易于辨认（图 4-30）。通常迷走神经紧贴在左肺下叶支气管及静脉后方走行。可以将其向后游离以便保护。

◆ 左肺下叶的解剖较为固定，左侧没有中叶，使得采用 VATS 切除肺叶时最容易。

食管切除术

◆ **显露**：向前牵拉肺叶。

◆ 胸腔镜指向后方。

◆ 食管自胸廓入口自上而下至膈肌食管裂孔（图 4-31）。

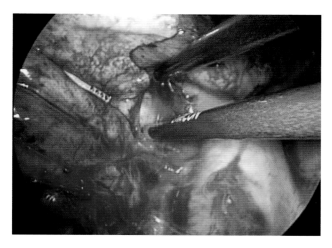

图 4-29　左肺动脉在左肺上叶支气管后方走行。左肺动脉
是左侧肺门最后面的结构

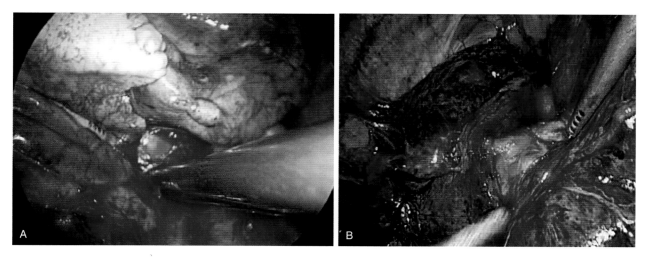

图 4-30　左肺上叶的动脉变异较大。包括左肺动脉第一支，共有 2 ～ 8 支动脉供给上叶。左肺下叶与右肺下叶相似，
有一支背段动脉和基底支动脉。**A**，在初步分离左前肺门时可见左肺动脉近心端。**B**，在叶裂中，可见左肺动脉远
心端由吸引器头牵拉处于背段动脉近端水平

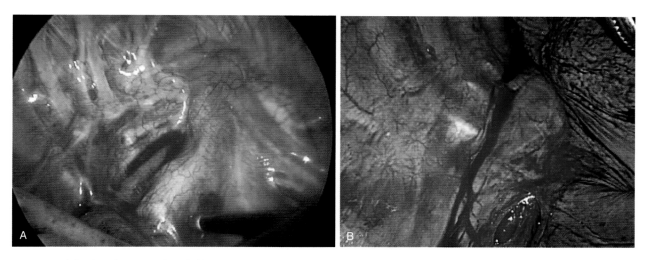

图 4-31　右侧胸腔中显示的胸段食管的上段。**A**，在奇静脉下方走行。**B**，穿过膈肌（续）

◆ 切除中段以上病变时，通常最好采取右侧入路，因为主动脉弓在左侧（图 4-32）。

◆ 食管的前方是气管，后方是主动脉。胸导管自食管裂孔沿食管后方上行，在隆突水平（T4）转向左侧。食管的左、右两侧有伴行的迷走神经。

◆ 可以采用钝性分离和电刀或超声刀分离食管周围组织。

◆ 由于食管邻近左、右主支气管，外科医生需注意保持在合适的平面上进行操作，不要伤及气管膜部，特别是在使用电刀时不要偏离方向。

◆ 游离主动脉弓处的食管，使用血管夹或超声刀处理主动脉食管气管支。位于最下方的分支血管管径更粗一些，在处理时就要越加注意。在这一部位还有胸导管的较大分支，亦应予以夹闭。如果怀疑该处存在问题，可考虑预防性应用内镜缝合器械，对下胸部的胸主动脉和奇静脉之间所有的组织进行缝合结扎。

胸腺切除术

◆ **显露**：没有一概而论的显露方式。

◆ 经右胸将胸腔镜放置在中部。

◆ 胸腺是位于前纵隔内正中线上的器官。胸腺向上延至颈部，经右侧胸腔可以探及。

◆ 膈神经勾画出胸腺切除的侧面边界（图 4-33）。在多数情况下，经右胸可以看到左侧膈神经。应切除在这一界限内前后所有靠近中部的组织，如果显露困难，需要增加左侧胸腔镜切口。

◆ 右侧内乳静脉汇入右侧无名静脉，在进入无名静脉前将其切断，以打开前上纵隔的间隙。

◆ 胸腺有 2～3 支回流静脉自下而上汇入左侧无名静脉（图 4-34）。需要血管夹夹闭或用超声刀处理这些回流静脉支。

◆ 心包构成了胸腺切除的后边界。

◆ 膈肌是胸腺切除的下边界。切除所有相关的脂肪组织，移除胸腺及异位胸腺组织。胸腺的双上极可以延伸至颈部，可以通过右侧 VATS 将其摘除。回流静脉可以夹闭或电凝。

交感神经链切除术

◆ **显露**：向前牵拉肺叶。

◆ 胸腔镜指向后方。

◆ 交感神经链从胸廓入口以相对垂直的自上而下的方向到达膈肌后裂孔。

◆ 对于交感神经链的切除，在第二肋骨头水平将其辨认、分离并切断（图 4-35）。

◆ 通常第一肋骨不易显露，但第一肋骨相对较短而且有特有的"C"形轮廓。

（苏　雷　刘宝东 译）

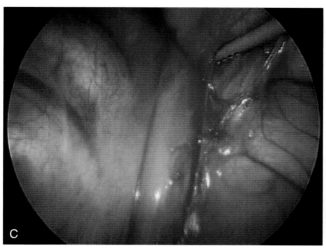

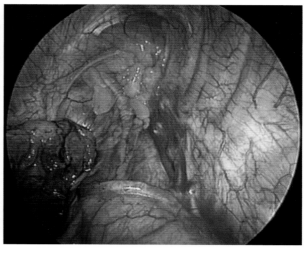

图 4-31 （续）C，沿食管床至腹腔

图 4-32 左侧胸腔显示食管位于主动脉弓上方。但在主动脉弓水平看不见食管。在此以远食管在穿过膈肌前位于主动脉右侧走行，下段食管位于主动脉前方

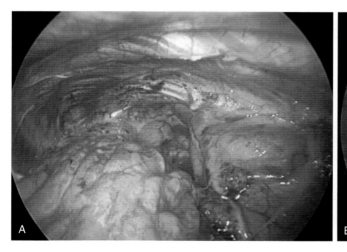

图 4-33 前纵隔的膈神经作为切除胸腺时两侧切除的标志线

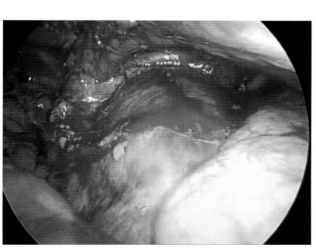

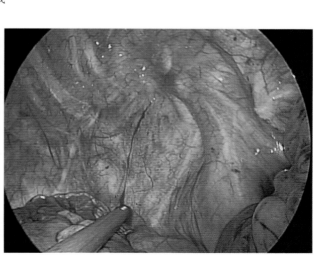

图 4-34 胸腺有 2 ～ 3 支静脉回流入左无名静脉

图 4-35 右侧交感神经链沿后胸壁走行。交感神经节恰位于相应肋骨头下方，如 T2 神经结位于第二、三肋骨头之间

第 5 章

肺楔形切除术和粒子植入治疗肺癌

Robert J.McKenna,Jr.和Robert J.McKenna, Ⅲ

引言

与肺叶切除相比，楔形切除术的局部复发率高出 3 ~ 5 倍，且生存期较低 [1]。治疗肺癌的标准术式是肺叶切除术，但是，某些患者因生理原因不能耐受肺叶切除术，因而只能退而求其次。传统的外放疗同肺叶切除术一样对肺功能会造成不良影响。楔形切除术追加局部放疗（如短程放疗）成为较好的选择。由于初步的相关实验显示了令人满意的效果，已经开展了一项随机分组试验（ACOSOG Z4032），以评估短程放疗对降低局部复发风险的长期效果。

Santos 及其同事描述了一种近距离放疗方法。他们将标有 ^{125}I 的薇乔网片缝合在切除的肺边缘 [2]，此措施可以提供 5mm 深度 100Gy 的照射量。在短程放疗组，局部复发率明显降低（2% *vs.* 19%，*P*=0.0001）[2]。没有观察到如放射性肺炎、移植物迁移及移植相关发病率等与此相关的不良反应，而且与术前相比没有发现肺功能损害。需要关注的是可能给手术参加人员和探视者造成的放射术后性暴露。另外的一种方式——后负荷导管的研究结果与前者相似 [3]。本章将讨论这两种方法。

要点

◆ 楔形切除叶的边缘距肿瘤大于 2cm。

◆ 在手术切缘放置带有放射粒子的网片或后装导管。

标准

适应证

◆ 非小细胞肺癌或肺转移瘤

◆ 直径小于 3cm 的周围型肿瘤

◆ Zubrod 体力状态评分为 0、1 或 2

◆ 1 秒钟用力呼气量预计（FEV_1）＜ 50%

◆ 肺 CO 弥散量（DLCO）预计＜ 50%

◆ CO_2 分压（$PaCo_2$）＞ 45mmHg

◆ 患者不能够耐受肺叶切除（由于肺动脉高压或其他严重的内科疾病）

禁忌证

◆ 有同侧胸部手术史

◆ 曾行同侧胸部放疗

◆ 怀孕

肺楔形切除与粒子植入的方法

第一步：切口

◆ 做标准切口（见第 1 章图 1-2）。

◆ 操作口（切口 3）孔仅长约 2cm，不需要切口 4。

第二步：楔形切除术

◆ **显露**：向后及稍微向下轻拉肺叶。

◆ 胸腔镜向前，30°镜头指向胸膜顶。

◆ 切除边缘距离肿瘤＞ 2cm。

◆ 用卵圆钳在肿瘤下 1 ~ 2cm 提起肺，并与肿物和胸腔镜呈一条直线。夹住肺实质有利于缝合器通过肺组织。在预置缝合器的路径上可夹压肿瘤下方的肺实质，以利于缝合器通过肺。

◆ 引导缝合器穿过切口 1，为楔形切除做准备（图 5-1）。

◆ 击发足够次数的缝合器在肿瘤远处横断肺组织。经切口 3 放置最后一个缝合器，与所切除线垂直，将剩余组织切除（图 5-2）。

第三步：后装导管

◆ **显露**：向后下轻拉肺叶。

◆ 胸腔镜向前，30°镜头指向后。

◆ 在切割线处缝合 3 条 3-0 聚二恶烷酮缝线（polydioxanone sutures，PDS）缝线（图 5-3）。

◆ 沿缝线放置后装导管。

◆ 将缝线打结。通常可在体外完成打结。通过切口 3 用手指推结到位（图 5-4）。

◆ 在最接近肿瘤的切缘放置一个大血管夹，有助于放疗科医生制订随后的放疗计划。

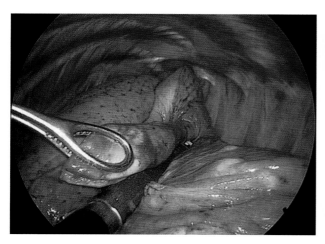

图 5-1　经过切口 1 放置缝合器行楔形切除

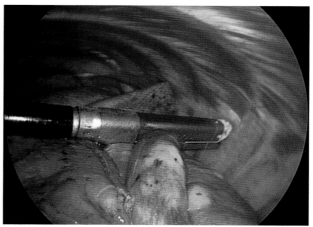

图 5-2　经切口 3 放置缝合器，夹闭肺并切除

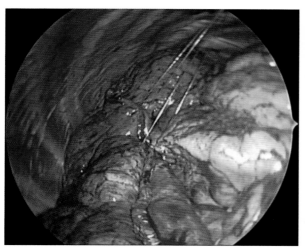

图 5-3　缝合固定近距离放疗的后装导管

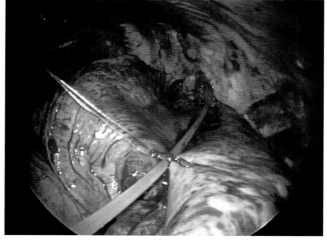

图 5-4　用 3-0 PDS 缝线缝合第一条近距离放疗导管

第四步：追加的后装导管

◆ **显露**：向后下轻拉肺叶。

◆ 胸腔镜向前，30°镜头指向后。

◆ 将追加的后装导管平行地固定于距离切割线 1cm 处（图 5-5）。

第五步：将导管穿过胸壁

◆ **显露**：向后下轻拉肺叶。

◆ 胸腔镜向前，30°镜头指向后。

◆ 将导管穿过前下胸壁。

◆ 将导管穿过金属扣安全地固定于胸壁皮肤。用钳子弯曲金属线以防止导管脱出。如果弯曲的金属线固定过紧会导致放射活性粒子不易通过导管。

第六步：术后护理

◆ 近距离放射疗法是一种高剂量放疗（high-dose radiation，HDR），通过机械手将放射粒子置于后装导管内，以减少对医护人员的放射暴露。

◆ 治疗计划

    ▲ 周一：手术。

    ▲ 周二：为制订治疗计划行 CT 检查。

    ▲ 周三至周五：每天两次放疗。

    ▲ 周五：在预计患者出院前拔除近距离放射疗法的导管和胸腔引流管。

替代楔形切除术和近距离放射疗法的方法

第一步：楔形切除术

◆ 通过相同的切口和方法完成楔形切除术或肺段切除术。

第二步：带有 ^{125}I 的网片

◆ 可以购买到带有 ^{125}I 的近距离放疗网片（Johnson & Johnson，Somerville，NJ）。

◆ 每一个粒子活度为 0.4 ~ 0.6mCi。

第三步

◆ **显露**：向后下轻拉肺叶。

◆ 胸腔镜向前，30°镜头指向后。

◆ 通过切口 1 放置网片。

◆ 将其放置在肺表面上，靠近肿瘤原来所在的切割缝合线中央，并与邻近的肺组织缝合。

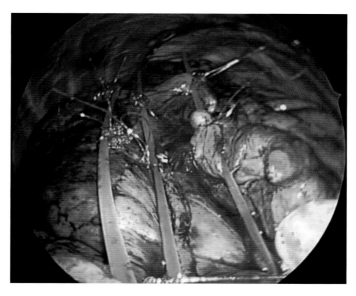

图 5-5　将 3 个后装导管缝合在该位置

^{125}I 粒子植入后的放射安全性

术中相关放射安全性（非后装导管法）

◆ 由于其放射距离为 1cm，很少会对手术室人员及患者家属造成放射性危害。

◆ 放疗医生用长度 > 15cm 的器械来操作 ^{125}I 粒子，以减少接触。

◆ 将剂量率记录在图像记录系统，检查手术室以确保无粒子源遗漏或丢失。

术后相关放射安全性

◆ 术后，住院期间患者应住在隔离病房。

◆ 粒子植入期间及之后患者不要接触孕妇。

出院后指导（ACOSOG Z4032 协议）

◆ 植入 ^{125}I 粒子后的 6 个月内，儿童不能坐在患者腿上超过 5 分钟。

◆ 植入 ^{125}I 粒子 3 个月内不能够在 3 英尺（约 0.91 米）范围内接触孕妇。

◆ 使用餐具、盘子、床单、衣服及卫生间设备时不受限制。

◆ 接触、握手、接吻等都不会受到放射辐射。

参考文献

1. Ginsberg RJ，Rubinstein LV. Randomized trial of lobectomy versus limited resection for T1N0 lung cancer. Ann Thorac Surg，1995，60：615-621.

2. Santos R，Colonias A，Parda D，et al. Comparison between sublobar resection and 125 I brachytherapy following sublobar resection in high risk patients with stage 1 non-small cell lung cancer. Surgery，2003，134：691-697.

3. McKenna RJ Jr.，Mahtabifard A，Yap J，et al. Wedge resection and brachytherapy for lung cancer in patients with poor pulmonary function. Ann Thorac Surg，2008，85：S733-S736.

（苏　雷　刘宝东 译）

肺叶切除术和
全肺切除术

第 6 章

电视胸腔镜肺叶切除术：总论

Robert J. McKenna, Jr.

引言

VATS 肺叶切除术应该与开胸肺叶切除术一样，成为一种标准的解剖性切除术。

标准

表 6-1 列出了 VATS 肺叶切除术的手术适应证和禁忌证。大部分肺叶切除都可以通过 VATS 完成。我们对 90% 以上的肺叶切除采用 VATS。无须撑开肋骨。如果肋间隙不窄的话，即使较大的肿瘤（5 ~ 8cm），也可通过 5 ~ 6cm 的切口进行手术切除。由于直径 > 8cm 的肿瘤占据了较大的胸腔，难以通过处理肺叶进行切除，因此，需要行开胸手术切除这些大肿瘤。

相对禁忌证包括可增加手术难度以及影响手术安全的因素。对黏附于血管的异常淋巴结的切除、术前化疗和术前放疗可行开胸手术。然而，我们已经完成了 18 例支气管袖状切除，对于Ⅲ期肺癌并接受过新辅助化疗的患者，我们通常行肺叶切除[1] 加淋巴结清扫[2,3]。

绝对禁忌证包括无法进行 VATS 肺叶切除术的因素：如果肿瘤太大，则 VATS 的小切口则不适合；侵及胸壁的肿瘤，包括肺上沟瘤，需要开胸手术以及切除肋骨；化疗联合放疗通常导致血管周围形成瘢痕组织，这需要开胸手术来完成淋巴结的清扫以及安全地解剖血管周围结构。

电视胸腔镜肺叶切除术

◆ 通常由前到后进行操作。

◆ 为了确保安全，需要明确血管的位置。充分暴露血管，以避免发生意外切断或损伤，以及放置缝合器进行安全的解剖性切除。

◆ 解剖辨识明确的结构是最安全的。手术越靠近肺血管和支气管，越能减少发生意外伤害的机会。

◆ 采用缝合器处理叶间裂能减少肺断面漏气。但是如果不显露叶间裂中的血管则不能这么做。

表 6-1　VATS 肺叶切除术的适应证及禁忌证		
适应证	相对禁忌证	绝对禁忌证
I 期肺癌	肿瘤直径 5~8cm	肿瘤直径>8cm
肿瘤直径<6cm	术前放疗	侵犯纵隔
良性疾病（如支气管扩张症）	术前化疗	术者的原因
	袖状切除	
	侵犯胸壁	

电视胸腔镜肺叶切除术术后护理

◆ VATS 术后护理如流水线作业[4]。不须进行常规的实验室检查或 X 线检查。如果出现心律失常、发热或其他特殊情况才进行实验室检查。

◆ 可将胸部引流系统固定于静脉输液架上，以便于患者走动、沐浴，并能防止引流管脱落。不能将引流管与负压吸引连接，因为多项随机研究显示负压吸引延长漏气时间[5]。只有术后引流量增多的患者如游离粘连广泛或明显的皮下气肿才可使用负压吸引。

◆ 出现呼吸困难、缺氧、重度皮下气肿和发热的患者需要行胸部 X 线检查。拔除胸部引流管后不需要胸部 X 线检查，除非患者出现明显的呼吸困难、缺氧或皮下气肿。

电视胸腔镜肺叶切除术的优点

◆ 虽然缺乏比较胸腔镜和开胸肺叶切除术的大的多中心随机试验，但是大量数据已经显示出 VATS 方法具有许多优点。

◆ VATS 术后患者住院时间缩短[2,3]、并发症及死亡率降低[2,3,6]、疼痛减轻[6]、肺功能更好[7,8]，并且花费减少。体弱患者耐受性更好[9]，患者恢复更快[10]。

◆ 由于 VATS 术后患者恢复明显快于开胸术后患者，因此前者能更好地接受足量辅助化疗[11,12]。

电视胸腔镜肺叶切除术的学习曲线

◆ 通常参加至少一次 VATS 肺叶切除术的课程。最初的课程有助于了解基本方法，这样在后续课程中，即使在导论课程中遗漏了某些操作细节学习者也会明白。

◆ 阅读课本中的有关章节以及图谱。

◆ 学习与本次手术相关的视频。

◆ 咨询有该手术经验的学习伙伴。

◆ 从后外侧切口逐渐转向保留肌肉的切口，再转向 VATS。对保留肌肉的小切口，你可以把它挪到患者的前面，即 VATS 肺叶切除术的操作口（切口 3 孔）。它始于背阔肌边缘并向前延伸，背阔肌并没有被游离或切断；分离部分前锯肌纤维，从内乳血管到脊柱之间切断肋间肌。在 VATS 肺叶切除术中，从前到后游离肺门，通过显示器进行操作。当术者完成了从开胸手术向 VATS 的转变后，切开会越来越小，也不用牵开肋骨。

参考文献

1. Mahtabifard A，Fuller CB，McKenna RJ Jr. VATS sleeve lobectomy. Ann Thorac Surg（in press）.

2. McKenna RJ Jr，Houck W，Fuller CB. Video-assisted thoracic surgery lobectomy：experience with 1100 cases. Ann Thorac Surg，2006，81：421-426.

3. Onaitis MW，Petersen RP，Balderson SS，et al. Thoracoscopic lobectomy is a safe and versatile procedure：experience with 500 consecutive patients. Ann Surg，2006，244：420-425.

4. McKenna RJ Jr，Mahtabifard A，Fuller CB. Fast tracking after VATS pulmonary resection. Ann Thorac Surg（in press）.

5. Cerfolio RJ，Bass C，Katholi C：Prospective randomized trial compares suction versus water seal for air leaks. Ann Thorac Surg，2001，71：1613-1617.

6. Whitson BA，Groth SS，Duval SJ，et al. Surgery for early-stage non-small cell lung cancer：A systemic Review of the video-assisted thoracoscopic surgery versus thoracotomy approaches to lobectomy. Ann Thorac Surg，2008，86：2008，2018.

7. Nomori H，Ohtsuka T，Horio H，et al. Difference in the impairment of vital capacity and 6-minute walking after a lobectomy performed by thoracoscopic surgery，an anterior limited thoracotomy，an antero-axillary thoracotomy，and a posterolateral thoracotomy. Surg Today，2003，33：712.

8. Nakata M，Saeki H，Yokoyama N，et al. Pulmonary function after lobectomy：video-assisted thoracic surgery versus thoracotomy. Ann Thorac Surg，2000，70：938-941.

9. Demmy TL，Curtis JJ. Minimally invasive lobectomy directed toward frail and high-risk patients：a case-control study. Ann Thorac Surg，1999，68：194-200.

10. Demmy TL，Plante AJ，Nwogu CE，et al. Discharge independence with minimally invasive lobectomy. Am J Surg，2004，188：698-702.

11. Nakajima J，Takamoto S，Kohno T，Ohtsuka T. Costs of videothoracoscopic surgery versus open resection for patients with lung carcinoma，Cancer，2000，89（Suppl）：2497-2501.

12. Petersen RP，Pham D，Burfeind WR，et al. Thoracoscopic lobectomy facilitates the delivery of chemotherapy after resection for lung cancer. Ann Thorac Surg，2007，83：1245-1249，discussion 1250.

（张　毅 译）

第 7 章

全肺切除术

Robert J. McKenna, Jr.

引言

通过 VATS 可完成全肺切除术。根据病变的大小和部位，要设计与取出标本同样大小的手术切口完成 VATS 肺叶切除术。通常来说，大的中心型肿物因为侵及纵隔组织，所以不适合应用 VATS。术者必须知道对于肿瘤不适合行袖状切除，有时难以通过 VATS 方法明确肿瘤。因此，只有一小部分全肺切除才最适合采用 VATS。

电视胸腔镜全肺切除术的方法

手术步骤

全肺切除术的步骤如下：右侧第 10 组或左侧第 6 和 5 组淋巴结、上肺静脉（SPV）、下肺静脉（inferior pulmonary vein，IPV）、肺动脉、隆嵴下淋巴结以及主支气管。

要点

◆ 切除淋巴结以明确解剖位置，并保证手术更为安全。

◆ 切除第 5 组淋巴结以暴露 SPV 和肺动脉。

◆ 使用非切割的缝合器处理肺动脉以防操作失败。

◆ 彻底的隆嵴下淋巴结清扫能保证缝合器在夹闭主支气管时离隆嵴更近。

◆ 使用开放性缝合器处理支气管，如 TA 30 (Covidien Inc.，Mansfield，MA) 或 TX 30 (Ethicon Endosurgery，Cincinnati，OH)。推下定位针，将肺拉到缝合器上，使缝合器尽可能地靠近隆嵴。

左全肺切除术

第一步：左侧第 5 和 6 组淋巴结清扫

◆ **显露**：向后及稍微向下牵拉肺。

◆ 将胸腔镜向前，30°镜头指向后。

◆ 解剖 SPV 下方。使用卵圆钳提起下方的脂肪。用 Metzenbaum 剪处理脂肪与心包的交界处。

◆ 向后下方牵拉脂肪以暴露膈神经。用 Metzenbaum 剪向后打开胸膜直至膈神经。顺时针旋转 Metzenbaum 剪以更清楚地看到神经以防将其切断。

◆ 沿 SPV 上缘打开胸膜，显露引流肺尖部的静脉，一直到肺门的上界，因为可以游离肺动脉前干（图 7-1）。

◆ 沿 SPV、肺动脉、心包及主动脉解剖有名的结构（常钝性分离）。用卵圆钳通过切口 3 提起脂肪组织和淋巴组织。通过切口 1，使用 Metzenbaum 剪或 Yankauer 吸引器进行游离。

◆ 仔细辨认膈神经、迷走神经及喉返神经。

第二步：左上肺静脉

◆ **显露**：向后及稍微向下牵拉肺。

◆ 胸腔镜向前，30°镜头指向后。

◆ 使用 Metzenbaum 剪分离 SPV 的上方结构（图 7-2）。

◆ 通过切口 1，用卵圆钳提起 SPV（图 7-3），使用 Metzenbaum 剪或 Yankauer 吸引器在 SPV 下面进行分离。支气管位于静脉后方。

◆ 用 DeBakey 钳通过切口 3 提起 SPV 与肺动脉之间的脂肪组织。

◆ 通过切口 1，使用 Metzenbaum 剪分离 SPV 的上方结构。

◆ 用卵圆钳通过切口 1 由下向上绕过 SPV（图 7-4）。应用直角钳反复钝性分离 SPV。如果将 30°镜头由后转向前，并通过卵圆钳提起 SPV，能更清楚地看到游离过程。

◆ 提起肺静脉时需格外小心，轻轻提起静脉以减少损伤的发生。对肺血管进行小的牵扯也可能撕破血管。

◆ 将直角钳在靠近 SPV 周围通过时，在 SPV 上方寻找直角钳尖。如果将 30°镜头由前转向后，能看得更为清楚。

◆ 用直角钳扩大分离范围，以得到更大的通道，使缝合器更易于穿过切口 4。

◆ 切割静脉（图 7-5）。当击发缝合器时，使卵圆钳通过切口 3。当血管缝合口裂开时，胸腔内的卵圆钳能控制出血。

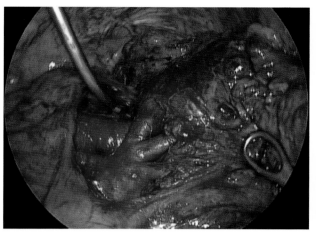

图 7-1　沿肺静脉进行分离直到肺门上方

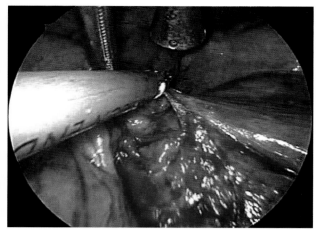

图 7-2　沿左上肺静脉上方进行分离

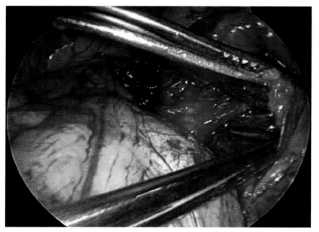

图 7-3　分离左上肺静脉下方

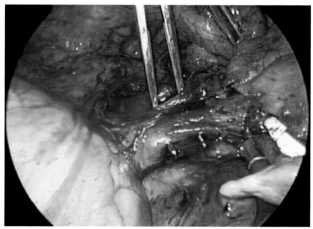

图 7-4　将直角钳穿过左上肺静脉

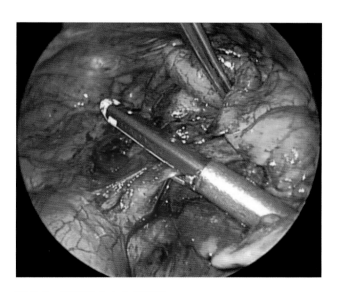

图 7-5　切割缝合左上肺静脉

第三步：左下肺静脉

◆ **显露**：向胸膜顶牵拉肺。

◆ 胸腔镜向前，30°镜头指向后。

◆ 用 Yankauer 吸引器的弯曲部分牵拉膈肌，将吸引管末端指向下肺韧带。

◆ 用卵圆钳通过切口 3 向胸膜顶牵拉肺。

◆ 用电刀通过切口 1 游离下肺韧带。

◆ 用电刀清扫第 9 组和第 8 组淋巴结。

◆ 略向后牵拉肺，在 IPV 和 SPV 之间行钝性分离。使用 Yankauer 吸引器可快速完成分离。能看到背段静脉。

◆ 向前牵拉肺。用 Metzenbaum 剪通过切口 1 打开后胸膜到 IPV。沿心包继续分离。用由切口 4 进入的卵圆钳夹住位于 IPV 后部及上部的淋巴结。清除淋巴结以使 IPV 的游离更容易（图 7-6）。

◆ 通过切口 1 或 3，用 Metzenbaum 剪、Yankauer 吸引器或直角钳包绕 IPV（图 7-7）。

◆ 通过切口 1 或 3，用缝合器切断 IPV（图 7-8）。

第四步：清扫左隆嵴下淋巴结

◆ **显露**：向前牵拉肺。

◆ 胸腔镜向前，30°镜头指向后。

◆ 用卵圆钳向前牵拉肺。

◆ 从切口 1，用 Metzenbaum 剪沿着支气管及迷走神经前打开胸膜。

◆ 用 Yankauer 吸引器或 Metzenbaum 剪通过切口 1 在心包表面进行钝性分离，用卵圆钳经切口 4 夹住隆嵴下软组织，食管和迷走神经位于分离的后缘。可略朝向食管进行分离，但是注意，分离组织时应远离食管并朝向支气管。

◆ 将从切口 4 进入的卵圆钳向后牵拉食管，这样能显露隆嵴下淋巴结。当彻底清除隆嵴下淋巴结后，能清楚地看到右和左主支气管（图 7-9）。

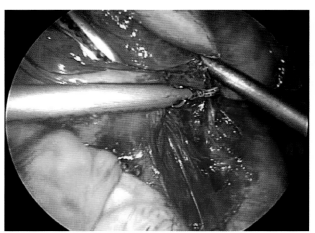

图 7-6　显露左下肺静脉，清除后部淋巴结

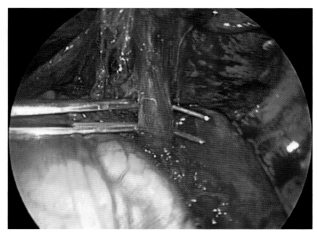

图 7-7　用直角钳包绕左下肺静脉

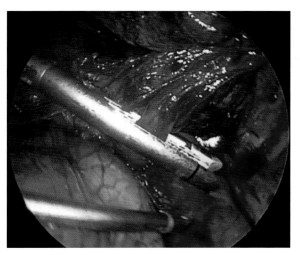

图 7-8　切割缝合左下肺静脉

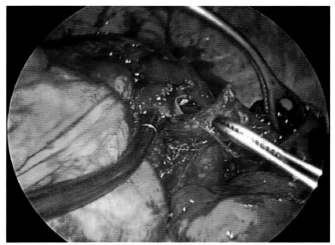

图 7-9　清空隆崤下结构

第五步：左肺动脉

◆ **显露**：向后并略向下牵拉肺。

◆ 胸腔镜向前，30°镜头指向后。

◆ 切断 SPV 和 IPV 后，更好地暴露肺动脉下方结构。将 Yankauer 吸引器或 Metzenbaum 剪通过切口 3，在肺动脉和支气管之间钝性分离（图 7-10）。

◆ 切除淋巴结后，更好地暴露肺动脉上方结构。用 Yankauer 吸引器或 Metzenbaum 剪通过切口 3 钝性分离主肺动脉窗。

◆ 用直角钳通过切口 3 绕过几乎被完全钝性游离的肺动脉。

◆ 应用开放性缝合器如 Covidien TA 30 或 Ethicon TX 30 处理动脉。推下定位针，将肺拉到缝合器上，固定缝合器（图 7-11）。

◆ 在动脉远端放置另一个缝合器可防止从切口 3 进入的剪刀或刀片在横断动脉时出血。

第六步：左主支气管

◆ **显露**：向后并略向下牵拉肺。

◆ 胸腔镜向前，30°镜头指向后。

◆ 已经游离清扫主支气管后方的隆嵴下淋巴结。

◆ 在前侧，需要分离支气管与心包。通过切口 3 锐性或钝性分离完成此步骤。

◆ 通过清扫主肺动脉窗淋巴结而游离主动脉上方结构。

◆ 应用开放性缝合器如 Covidien TA 30（US Sugical，Norwalk，Conn）或 Ethicon TX 30 处理支气管。推下定位针，将肺拉到缝合器上，使缝合器尽可能靠近隆嵴。

◆ 用 Metzenbaum 剪或缝合器通过切口 3 切断支气管。

第七步：取出肺

◆ **显露**：向后并略向下牵拉肺。

◆ 将胸腔镜向前，30°镜头指向后。

◆ 用卵圆钳将肺拉到胸腔底部，以腾出空间放置标本袋。用卵圆钳通过切口 3 将 Lapsac 袋（Cook，Bloomington，Indiana）的底部放置于胸腔顶部。

◆ 用两把卵圆钳通过切口 3 打开 Lapsac 袋。

◆ 用卵圆钳从切口 4 或 1 把肺推入 Lapsac 袋中。这通常包括几步：当肺的一部分进入 Lapsac 时，用卵圆钳扭转肺，然后用卵圆钳夹住肺下部，再次把肺推入袋中。

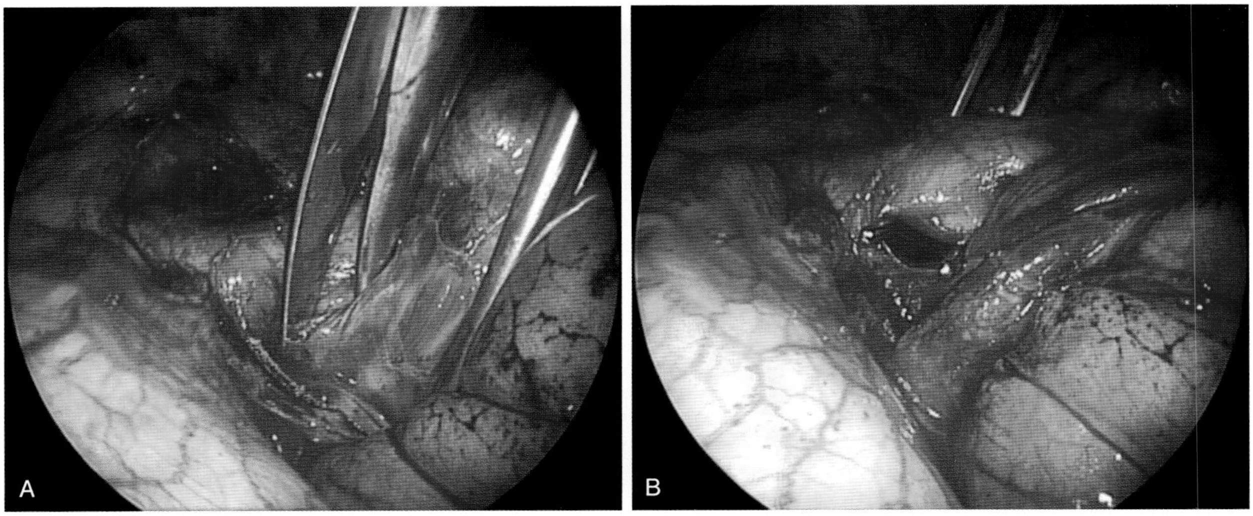

图 7-10　在左肺动脉和支气管之间进行分离。**A**，用剪刀分离左肺动脉。**B**，用直角钳绕过左肺动脉

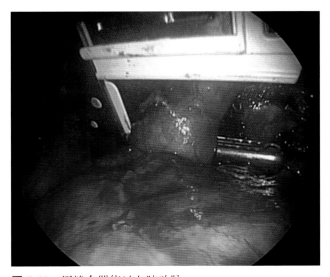

图 7-11　用缝合器绕过左肺动脉

右全肺切除术

第一步：清扫第 10 组淋巴结

◆ **显露**：向后及稍微向下牵拉肺。

◆ 将胸腔镜向前，30°镜头指向后。

◆ 用 Metzenbaum 剪和 DeBakey 钳分离膈神经后面以及 SPV 和奇静脉之间的胸膜。

◆ 沿着奇静脉下面分离胸膜。为了更好地暴露该区域，向下牵拉肺，将 30°胸腔镜略顺时针旋转（图 7-12）。

◆ 分离 IPV 和右上肺叶顶区静脉上方的胸膜。

◆ 提起脂肪和第 10 组淋巴结，沿着心包、血管和右主支气管分离。

◆ 当清扫淋巴结后，用 Yankauer 吸引器或 Metzenbaum 剪通过切口 3 沿着右肺动脉上方进行钝性分离。

◆ 将内镜血管缝合器通过切口 1 或切口 4 横断奇静脉，以便游离肺动脉和清扫第 2 组和第 4 组淋巴结。

第二步：右上肺静脉

◆ **显露**：向后及稍微向下牵拉肺。

◆ 将胸腔镜向前，30°镜头指向后。

◆ 用 Metzenbaum 剪或 Yankauer 吸引器通过切口 1 在 SPV 和 IPV 之间进行钝性分离（图 7-13）。

◆ 用卵圆钳或 DeBakey 钳提起 SPV。用 Metzenbaum 剪或 Yankauer 吸引器通过切口 1 分离 SPV 下面。动脉位于静脉后方。

◆ 用 DeBakey 钳通过切口 3 提起 SPV 与肺动脉之间的软组织。

◆ 通过切口 1，使用 Metzenbaum 剪分离 SPV 上方。

◆ 用直角钳通过切口 1 由下向上绕过 SPV（图 7-14），用直角钳反复行钝性分离以游离 SPV。由后向前旋转 30°镜头，并通过卵圆钳提起 SPV，能更清楚地看到解剖过程。

◆ 小心提起肺静脉，轻轻提起静脉以减少损伤的发生。不恰当地提起肺血管可能撕破血管。

◆ 在直角钳几乎通过 SPV 时，在 SPV 上方寻找直角钳顶端。由前向后旋转 30°镜头使能看得更清楚。

◆ 用直角钳扩大分离范围，以得到更大的通道，使缝合器更易于穿过切口 4。

◆ 切割静脉（图 7-15）。当击发缝合器时，将卵圆钳通过切口 3。如果血管缝合口裂开，用卵圆钳压迫并控制止血。

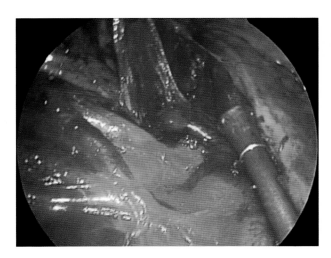

图 7-12　清扫第 10 组淋巴结

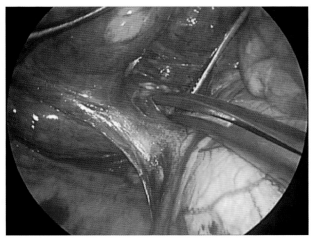

图 7-13　在右上肺静脉和右下肺静脉之间进行分离

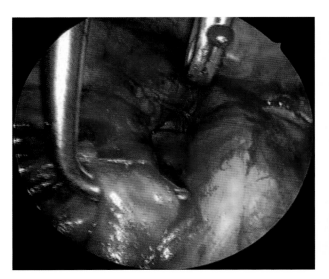

图 7-14　将直角钳绕过右上肺静脉

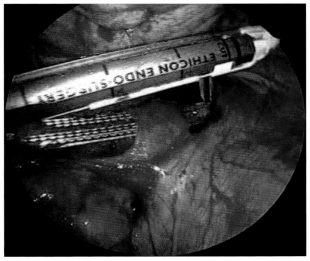

图 7-15　将缝合器穿过右上肺静脉

第三步：右下肺静脉

◆ **显露**：向胸膜顶牵拉肺。

◆ 胸腔镜向前，30°镜头指向后。

◆ 用 Yankauer 吸引器的弯曲部分牵拉膈肌，将吸引管末端指向下肺韧带。

◆ 用卵圆钳通过切口 3 向胸膜顶牵拉肺。

◆ 用电刀通过切口 1 游离下肺韧带。

◆ 用电刀清扫第 9 组和第 8 组淋巴结。

◆ 略向后牵拉肺，在 IPV 和 SPV 之间行钝性分离。使用 Yankauer 吸引器可快速完成分离。能看到背段静脉。

◆ 向前牵拉肺。用 Metzenbaum 剪经切口 1 打开后胸膜至 IPV。沿着心包继续分离。由切口 4 进入的卵圆钳夹住位于 IPV 后部及上部的淋巴结。清扫淋巴结以使 IPV 的游离更容易（图 7-16）。

◆ 通过切口 1 或 3，采用 Metzenbaum 剪、Yankauer 吸引器或直角钳通过绕过 IPV（图 7-17）。

◆ 通过切口 1 或 3，用缝合器切断 IPV。

第四步：清扫右隆嵴下淋巴结

◆ **显露**：向前牵拉肺。

◆ 胸腔镜向前，30°镜头指向后。

◆ 用卵圆钳向前牵拉肺。

◆ 从切口 1，用 Metzenbaum 剪从 IPV 分离至近奇静脉水平的胸膜。

◆ 用 Yankauer 吸引器或 Metzenbaum 剪通过切口 1 在心包表面进行钝性分离（图 7-18）。用卵圆钳经切口 4 夹住隆嵴下软组织，食管和迷走神经位于分离的后缘。可略朝向食管进行分离，但是注意，分离组织时应远离食管并朝向支气管。

◆ 将从切口 4 进入的卵圆钳向后牵拉食管，这样能显露隆嵴下淋巴结。当彻底清除完隆突下淋巴结后，能清楚地看到右和左主支气管（图 7-19）。

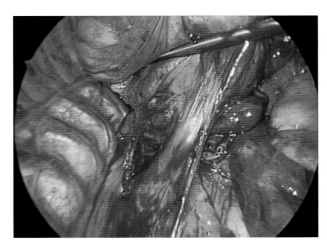

图 7-16　右下肺静脉后上方的后肺门淋巴结

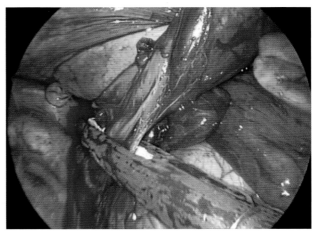

图 7-17　切割缝合右下肺静脉

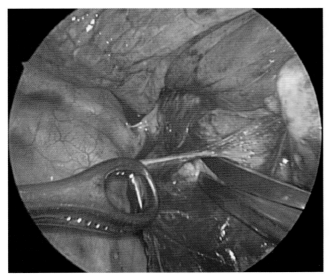

图 7-18　分离心包表面，清扫隆嵴下淋巴结

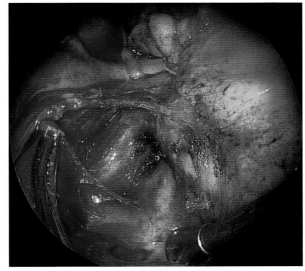

图 7-19　清空隆嵴下结构

第五步：右肺动脉

◆ **显露**：向后并略向下牵拉肺。

◆ 胸腔镜向前，30°镜头指向后。

◆ 用 Yankauer 吸引器或 Metzenbaum 剪通过切口 3 从心包表面钝性分离中间干支气管。

◆ 清扫第 10 组淋巴结后，可更好地显露右肺动脉上方结构。通过切口 3，用 Yankauer 吸引器头或 Metzenbaum 剪钝性分离动脉和支气管（图 7-20）。

◆ 通过切口 3，在钝性分离几乎完全游离动脉后，将直角钳穿过肺动脉（图 7-21）。

◆ 应用开放性缝合器如 Covidien TA 30 或 Ethicon TX 30 处理动脉（图 7-22）。

第六步：右主支气管

◆ **显露**：向后并略向下牵拉肺。

◆ 胸腔镜向前，30°镜头指向后。

◆ 此时，右主支气管已被完全游离。

◆ 应用开放性缝合器如 Covidien TA 30 或 Ethicon TX 30 处理支气管。推下定位针，将肺拉到缝合器上，使缝合器尽可能靠近隆嵴（图 7-23）。

◆ 通过切口 3 用 Metzenbaum 剪或刀片切断支气管。

第七步：取出肺

◆ **显露**：向后并略向下牵拉肺。

◆ 胸腔镜向后，30°镜头指向胸膜顶。

◆ 用卵圆钳将肺牵拉到胸腔底部，以腾出空间放置标本袋。

◆ 从切口 3 用卵圆钳把 Lapsac 袋底部放置于胸膜顶。

◆ 从切口 3 用两把卵圆钳打开 Lapsac 袋。

◆ 从切口 4 或 1，用卵圆钳把肺推入 Lapsac 袋中。这通常包括几步：当肺的一部分进入 Lapsac 袋时，用卵圆钳扭转肺，然后用卵圆钳夹住肺下部，再次把肺推入袋中。

（张　毅　译）

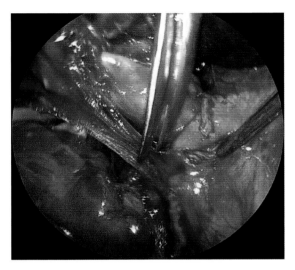

图 7-20　分离右肺动脉下方

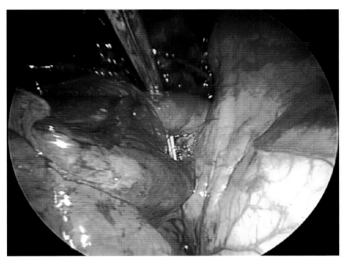

图 7-21　将直角钳包绕右肺动脉

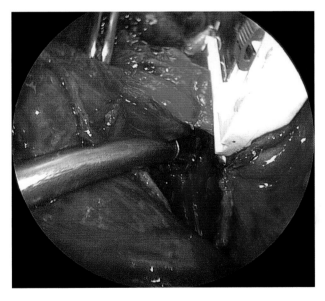

图 7-22　将缝合器穿过右肺动脉

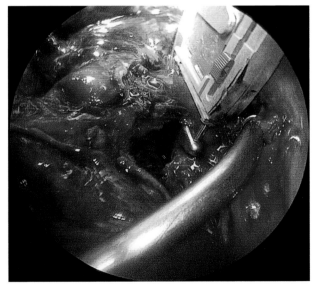

图 7-23　将缝合器穿过右主支气管

第 8 章

右肺上叶切除术

Robert J. McKenna, Jr.

引言

　　VATS 可行右上肺叶（right upper lobe，RUL）切除术，因为右上肺叶的解剖恒定，所以肺叶切除的方法相对简单。

电视胸腔镜右上肺叶切除术的方法

手术步骤

　　右上肺叶切除术的手术步骤包括：第 10 组淋巴结、右上肺静脉、肺动脉前干分支、水平裂、肺动脉后升支、右上叶支气管以及余下肺裂。切口为标准切口，将操作口设置于直接对向上肺静脉（见第 1 章）。

要点

◆ 由前向后处理肺。

◆ 不需要分离后肺门。

◆ 彻底清扫第 10 组淋巴结及周围组织，显露右主支气管、上腔静脉（superior vena cava，SVC）以及肺动脉前干分支。在游离过程中，注意游离干净肺动脉前干上方和后方，以便随后切断动脉。

电视胸腔镜右上肺叶切除术

第一步：第 10 组淋巴结

◆ **显露**：向后及稍微向下牵拉肺。

◆ 胸腔镜向前，30° 镜头指向后。

◆ 第 10 组淋巴结位于由 SVC、奇静脉和肺门上缘组成的三角内。

◆ 在膈神经后方并与之平行，打开从肺门到奇静脉的胸膜，并沿着奇静脉向后至右主支气管（图 8-1）。

◆ 从肺门沿着右上肺静脉和尖段静脉上缘向后进行分离，显露肺动脉前干。

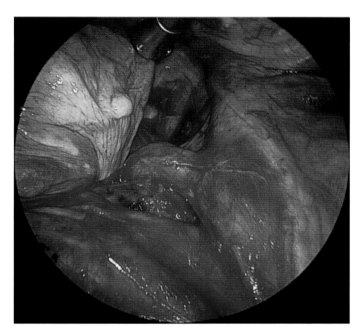

图 8-1　通过分离由 SVC、奇静脉和右上叶上缘组成的三角，清扫第 10 组淋巴结

◆ 清除三角内的所有组织，包括第 10 组淋巴结。此时，能更好地显露右主支气管、肺动脉前干和 SVC。

◆ 清除完第 10 组淋巴结后，沿着动脉前干上缘，在动脉前干与右主支气管之间向后分离，这样有利于游离动脉并随后将其切断。

第二步：右上叶静脉

◆ **显露**：向后牵拉肺。

◆ 胸腔镜向前，30° 镜头指向后。

◆ 清楚地辨认右上肺静脉与右中叶静脉，观察残余水平裂有助于定向。

◆ 沿着右上肺静脉下缘游离。提起静脉，可以看到静脉与其下肺动脉之间的平面。

◆ 将胸腔镜镜头旋转向后、镜头指向前，以观察动、静脉间的分离情况。

◆ 沿着右上肺静脉上缘进行分离。

◆ 在右上肺静脉与动脉之间用直角钳进行扩大分离，建立一个放置缝合器的隧道（图 8-2）。

◆ 通过切口 4，绕过右上肺静脉通过一个内镜血管缝合器。钉砧能进入动、静脉间的遂道。缝合器能通过切口 1，但是从后侧切口进入的角度更好（图 8-3）。

第三步：肺水平裂

◆ **显露**：向下牵拉肺，直接朝向胸腔镜。

◆ 胸腔镜向前，30° 镜头指向后，但是将其回撤以尽可能地靠近套管。

◆ 在肺侧面可见水平裂，在右中叶静脉与右上叶肺静脉汇合处确定肺水平裂的确切位置。

◆ 将缝合器钉砧指向静脉汇合处，并将其放置在合适的位置。不移动缝合器，牵拉肺组织放入内镜缝合器钉夹内，这是关键的步骤，以保证缝合器在所有的血管组织上，并防止发生误伤。用于肺组织缝合的典型钉夹高度为 4.8mm。

◆ 缝合器的第一次击发通常完成大约一半水平裂的切割缝合，需要将另一个带有钉砧的缝合器放置在静脉和动脉表面（图 8-4）。

◆ 打开缝合器钉夹，用卵圆钳把肺组织牵拉入缝合器钉夹内。

◆ 击发缝合器，完成肺水平裂的切割（图 8-5）。

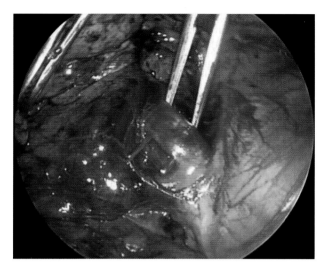

图 8-2　将直角钳绕过右上叶肺静脉，显露静脉后面的动脉

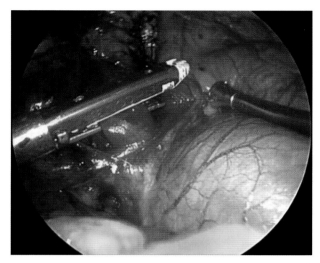

图 8-3　将缝合器绕过右上叶肺静脉

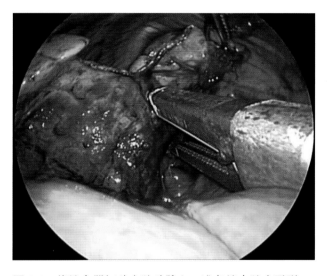

图 8-4　将缝合器钉砧在肺动脉上，准备缝合肺水平裂

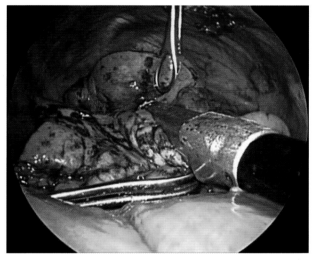

图 8-5　用直角钳牵拉肺组织放入缝合器钉夹内时，不移动缝合器

第四步：肺动脉前支

◆ **显露**：向后及稍微向下牵拉肺。

◆ 胸腔镜向前，30°镜头指向后，稍顺时针旋转镜头。

◆ 在肺动脉前干下缘锐性分离 1 ~ 2cm。

◆ 解剖右肺动脉干到后升支水平。

◆ 清扫肺动脉前干与肺动脉干之间的叶间淋巴结。

◆ 从支气管上游离动脉，直角钳很容易通过肺动脉前干（图 8-6）。

◆ 从切口 4（推荐）或切口 1 放入缝合器切断动脉（图 8-7）。

第五步：辨认右上叶支气管

◆ **显露**：向后牵拉肺。

◆ 胸腔镜向前，30°镜头指向后。

◆ 清扫隐藏于右上叶支气管周围的叶间淋巴结（图 8-8）。

◆ 电烧或夹闭 1 或 2 个到支气管和淋巴结的小支气管动脉。

◆ 在右上叶支气管的下缘下可见上肺动脉后升支。

◆ 用 Metzenbaum 剪分离动脉与右上叶支气管，直到后方能触及椎体（图 8-9）。当沿着支气管进行分离时要注意不要闭合剪刀，以免损伤后升支动脉。

第六步：后升动脉

◆ **显露**：直接向后牵拉肺。

◆ 胸腔镜向前，30°镜头指向后。

◆ 清扫右上叶支气管周围的叶间淋巴结后就能清楚地看到 RUL 支气管以及后升动脉。

◆ 沿着后升支动脉钝性分离，以明确是否有下叶背段动脉与之共干。

◆ 当明确解剖关系后，用双重血管夹夹闭后升动脉起始部（图 8-10）。不要从动脉远端夹闭，因为血管夹可能会位于缝合器缝合完成剩余叶裂的缝合线内。

◆ 在两个血管夹的远端切断后升动脉，这能引起少量出血，这种出血常被忽略或者用缝合器切断动脉，然后切割缝合叶间裂后部。

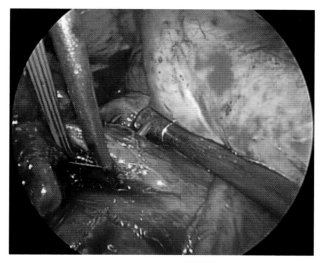

图 8-6 将直角钳绕过前干后方

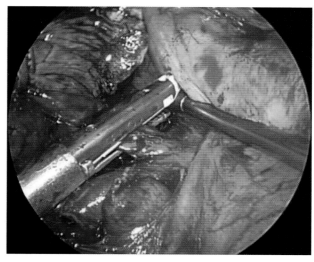

图 8-7 将缝合器绕过肺动脉前干

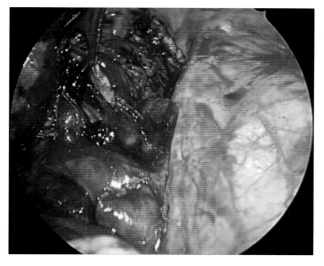

图 8-8 切断静脉和肺动脉前干后，可见右上叶支气管周围淋巴结

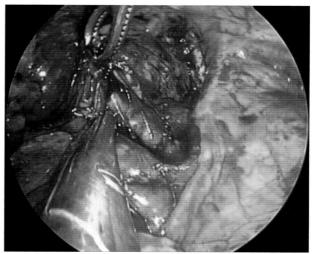

图 8-9 通过切口 1，用 Metzenbaum 剪沿着右上叶支气管下缘进行分离

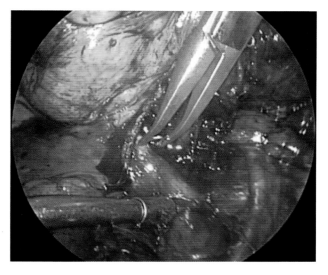

图 8-10 在后升动脉放置一个血管夹

第七步：右上叶支气管

◆ **显露**：直接向后牵拉肺。

◆ 胸腔镜向前，30°镜头指向后。

◆ 用 Metzenbaum 剪扩大右上叶支气管和后升动脉间隙。在闭合前拿出剪刀，因为如果在拿出剪刀前闭合可能会切断动脉。

◆ 通过切口 1 放入钉高 4.8mm 的内镜缝合器。将缝合器钉砧置于右上叶支气管下缘 Metzenbaum 剪分离的隧道中。击发缝合器（图 8-11）。

第八步：打开叶间裂

◆ **显露**：向后上方牵拉肺。

◆ 胸腔镜向前，30°镜头指向后。

◆ 多次应用钉高 4.8mm 的内镜缝合器切割叶间裂（图 8-12）。

第九步：取出肺叶

◆ **显露**：将通过切口 4 放入的卵圆钳夹住右下叶固定在膈肌上，以保持在视野之外。

◆ 将胸腔镜向前，30°镜头指向胸膜顶，以获得胸腔全景。

◆ 通过听三角切口用卵圆钳将右上叶向后夹在膈肌上，以使其在视野之外。

◆ 将 Lapsac 袋通过主操作口置入胸腔，把 Lapsac 袋底部推向胸膜顶。通过主操作口的卵圆钳以及通过锁骨中线切口的卵圆钳最大程度地打开 Lapsac 袋，以使肺叶进入（图 8-13A）。

◆ 肺叶部分进入 Lapsac 袋后，夹紧这两把卵圆钳以夹住 Lapsac 袋内的肺叶（图 8-13B）。

◆ 用通过听三角的卵圆钳夹住 Lapsac 袋外的肺叶，把剩余肺叶推进袋中。

（张　毅　译）

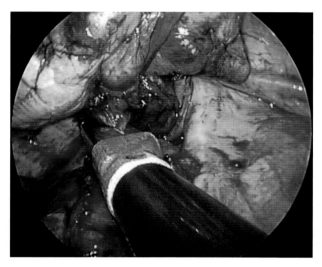

图 8-11 将缝合器置于右上叶支气管

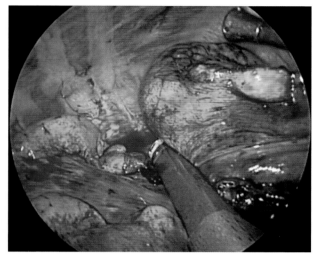

图 8-12 用缝合器完成右上叶后段与右下叶背段之间叶间裂的钉合

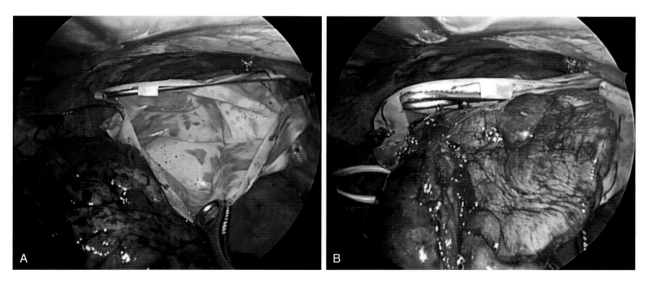

图 8-13 **A**，打开 Lapsac 袋。**B**，通过主操作口，将右上肺叶放入 Lapsac 袋以备取出

第 9 章

右肺中叶切除术

Robert J. McKenna, Jr.

引言

右肺中叶（right middle lobe，RML）的解剖变异包括一条在支气管后下方的副动脉以及双静脉引流入上肺静脉和下肺静脉。外科医生需要注意这些解剖变异，但是它们对于手术的影响很小。

电视胸腔镜右肺中叶切除术的方法

手术步骤

手术步骤如下：右肺中叶静脉、右肺中叶与右肺下叶间肺斜裂、右肺中叶支气管、右肺中叶动脉、肺水平裂。切口如第一章所述（图 1-2）。对于右肺中叶切除术来说，将主操作口（如切口 3）放置在上肺静脉下方的肋间隙。

要点

◆ 在由前向后的操作过程中，尽量减少对肺的操作。

◆ 约有 20% 的患者存在一条在右肺中叶支气管后下方的副动脉。

◆ 5% 的右肺中叶静脉引流入上肺静脉和下肺静脉。

电视胸腔镜右肺中叶切除术

第一步：右肺中叶静脉

◆ **显露**：将肺向正后方牵拉。

◆ 胸腔镜向前，30°镜头向后指向肺门。

◆ 使用标准切口，但是听诊区切口通常不是必须的（图 9-1）。主操作口正对上肺静脉，就像上肺叶切除术一样。

◆ 在上肺静脉和下肺静脉之间分离，以确认右肺中叶静脉的下界，并确定它是否由右肺中叶引流入下肺静脉。

◆ 通过 DeBakey 钳和 Metzenbaum 剪明确右肺中叶静脉的上、下部（图 9-2）。

◆ 使用同样方法显露右肺中叶静脉。

◆ 通过主操作口使用直角钳绕过右肺中叶静脉（图 9-3）。

◆ 需要的话，可以通过主操作口或听三角切口使用缝合器切断右肺中叶静脉。

第二步：肺斜裂

◆ **显露**：拉直肺斜裂以便钉合。通过切口 1 将右肺下叶向下方偏前牵拉，同时将右肺中叶向下和中间牵拉，使肺斜裂伸直。

◆ 将胸腔镜向前，30°镜头指向后上，指向肺裂。

◆ 通过切口 1，将切开缝合器钉砧放置于上肺静脉和下肺静脉之间。扶住缝合器将肺实质拉入缝合器中。将缝合器钉夹对准肺裂并击发（图 9-4）。

◆ 用卵圆钳提起残留的肺裂以显露肺裂中的肺动脉。

◆ 摘除右肺下叶和中叶支气管间的淋巴结。

◆ 用 Metzenbaum 剪通过切口 1 游离动脉表面，或使用 Yankauer 吸引器沿肺动脉表面钝性游离以确认肺动脉。

◆ 通过切口 1 的游离建立了缝合器隧道，以便完成从残留的肺斜裂到肺水平裂的分离。

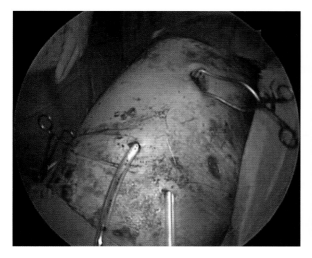

图 9-1　标准切口

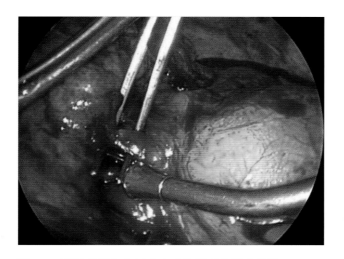

图 9-2　解剖右肺中叶静脉

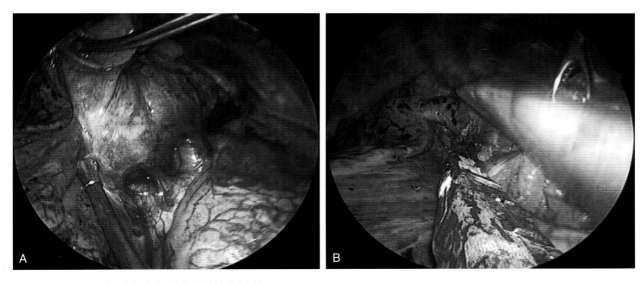

图 9-3　下肺静脉和绕过右中叶静脉后方的直角钳

图 9-4　A 和 B，打开中叶和下叶之间的肺斜裂

第三步：右肺中叶副动脉

◆ **显露**：将右肺下叶向后下方牵拉，同时将右肺中叶向上方牵拉。

◆ 胸腔镜向前，30°镜头指向后方。

◆ 少数患者存在右肺中叶副动脉，该动脉位于右肺中叶支气管的下后方（图 9-5）。

◆ 使用 DeBakey 钳和 Metzenbaum 剪游离支气管表面的动脉。

◆ 通过主操作口使用直角钳游离动脉。通常动脉很小，可以将其夹闭或结扎。

第四步：右肺中叶支气管

◆ **显露**：将右肺中叶向胸膜顶牵拉。

◆ 胸腔镜向前，30°镜头指向后方，但要将其撤回到套管中。

◆ 清扫支气管周围的肺叶淋巴结。寻找位于右肺中叶支气管后方并与之平行的右肺中叶动脉（图 9-6）。

◆ 将 DeBakey 钳和 Metzenbaum 剪通过主操作口将支气管从动脉处分离出来。

◆ 将直角钳在支气管和动脉之间穿过，扩大间隙并建立缝合器通过的隧道（图 9-7）。

◆ 通过听三角或主操作口使用缝合器离断支气管（图 9-8）。

第五步：右肺中叶动脉

◆ **显露**：将右肺下叶向后下方牵拉，同时将右肺中叶向前上方至胸膜顶牵拉。

◆ 胸腔镜向前，30°镜头指向后方。镜头沿顺时针方向轻微转动。

◆ 在断开静脉和支气管后，右肺中叶动脉可以像图 9-9 所示的那样显露出来。处理与支气管并行的动脉。

◆ 通过主操作口使用 DeBakey 钳和 Metzenbaum 剪游离动脉。使用直角钳游离动脉并分出足够的间隙使缝合器通过并切断动脉。

◆ 通过主操作口，可用血管夹夹闭动脉。另一种选择是使用缝合器（常通过后切口）离断动脉，或者结扎。

第六步：肺水平裂

◆ **显露**：将右肺下叶向后下方牵拉。通过锁骨中线切口的卵圆钳向下牵拉右肺中叶。

◆ 胸腔镜向前，30°镜头指向后方。

◆ 通过主操作口使用缝合器完成肺水平裂的分离。

◆ 将钉砧放置在右肺上叶静脉的下方，并在动脉的表面（图 9-10）。

◆ 将缝合器的钉夹对齐肺侧面的水平裂。握住缝合器，同时使用卵圆钳将右肺中叶实质拉入缝合器。

◆ 进行切割缝合。

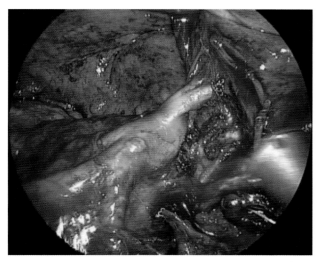

图 9-5　进入右肺中叶的副动脉

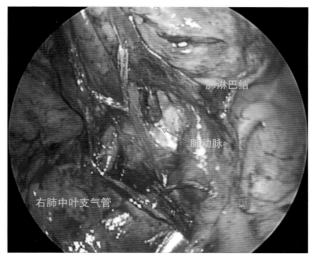

图 9-6　右肺中叶支气管、右肺中叶动脉、肺动脉干和叶间淋巴结的关系

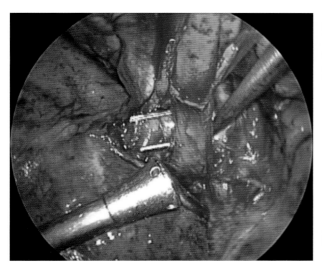

图 9-7　右肺中叶支气管和肺动脉之间的直角钳

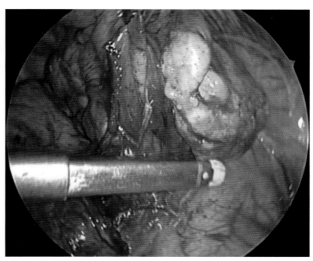

图 9-8　将缝合器绕过右肺中叶支气管

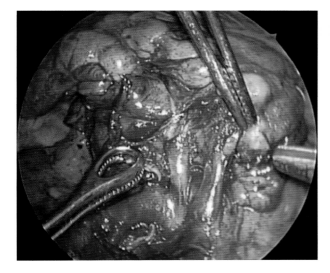

图 9-9　右肺中叶动脉、右上肺静脉和肺动脉的关系

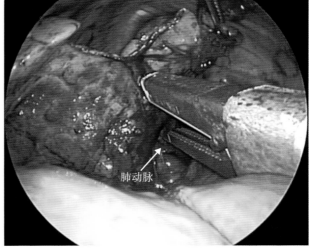

图 9-10　将缝合器的钉砧放置在肺动脉上、右上肺静脉的下方

第七步：取出肺叶

◆ **显露**：通过听三角切口将右肺中叶向胸腔下方接近膈肌处牵拉。

◆ 胸腔镜向前，30° 镜头指向胸膜顶，以获得胸腔的全景。

◆ 将卵圆钳通过听三角切口夹持右肺中叶向后下方至膈肌，使其在视野之外。同时通过主操作口将标本袋放到胸膜顶。

◆ 使用通过主操作口的一把卵圆钳和通过锁骨中线切口的另一把卵圆钳将标本袋打开，以使肺叶能够装入其中。

◆ 通过听三角切口将右肺中叶放入袋中。

◆ 通过主操作口，将标本袋从胸腔取出。

（张　毅 译）

第 10 章

右肺下叶切除术

Allan Pickens

引言

　　右肺下叶的支气管和血管解剖是比较恒定的，但是该结构分支水平是有变异的。近心端分支可能需要不同的入路，相邻肺叶间的不完整肺裂可能对手术方式有很大的影响。电视胸腔镜右肺下叶切除术的下入路和上入路方法已被描述。下入路包括将肺叶结构从下到上分离和切断。切断的顺序为静脉、支气管和进入右肺下叶的动脉。这种入路减少了肺裂的解剖，也就减少了术后肺断面漏气的发生。通过上入路切断动脉、静脉和支气管。当肺裂完整时，这种方式更加简单。

电视胸腔镜右肺下叶切除术的方法

手术步骤

　　手术步骤如下：通过下入路进行下肺韧带松解、下肺静脉结扎、右肺下叶支气管缝合、右肺下叶动脉结扎以及肺斜裂分离。切断肺动脉则是通过上入路的第一步。

要点

◆ 主操作口的位置要比上肺静脉水平的标准低一个肋间隙，以便更好地观察胸腔内的下部结构。

◆ 松解下肺韧带以使探查下肺叶更容易。

◆ 下入路可以避免在肺裂不全的情况下肺裂的游离和潜在的肺断面漏气。

◆ 在肺裂完整的情况下，上入路可以更早地控制动脉。

◆ 靠近支气管游离以避免损伤相邻的肺动脉。

◆ 在钉合下肺叶结构时，要避免损伤右肺中叶的血管和支气管。

◆ 在钉合支气管前使肺膨胀可以避免对剩余气道造成损伤。

电视胸腔镜右肺下叶切除

第一步：下肺韧带的松解

◆ **显露**：通过主操作口向上牵拉右肺下叶。

◆ 胸腔镜向前，30°镜头指向后方。

◆ 使用电刀（或其他能源）离断下肺韧带（图 10-1）。

◆ 收集所有的第 9 组下肺韧带淋巴结并送病理检查。取出淋巴结时要通过主操作口以避免肿瘤种植在小的切口上。

◆ 通过切口 1 使用电刀切断韧带直到右下肺静脉水平。

◆ 将肺向前方复位，继续打开后肺门胸膜，清扫静脉后上方的淋巴结（图 10-2）。

第二步：下肺静脉

◆ **显露**：将肺向后方和近头方牵拉。

◆ 胸腔镜向前，30°镜头指向后。

◆ 明确辨认右肺下叶静脉，确保右肺中叶静脉没有变异引流至右下肺静脉（图 10-3）。

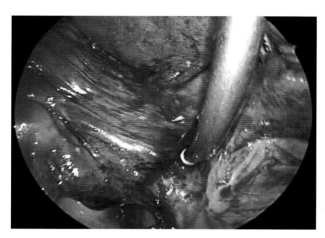

图 10-1 使用吸引器分离下肺静脉上缘

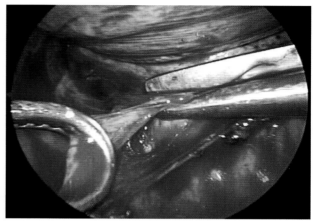

图 10-2 使用 Metzenbaum 剪向后在心包表面分离，为清扫隆嵴下淋巴结做准备

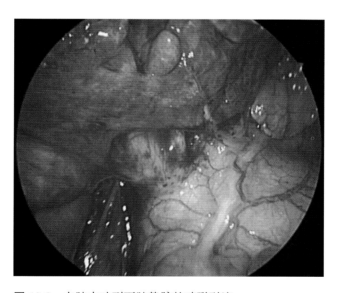

图 10-3 右肺中叶到下肺静脉的畸形引流

◆ 使用 Metzenbaum 剪和直角钳沿着静脉上缘游离。将器械头部朝向支气管（上方）而不是静脉壁，以避免损伤静脉后壁。

◆ 将内镜缝合器通过主操作口。如果缝合器不容易穿过血管，可用缝线穿过血管牵拉。

◆ 将钉匣从比砧更宽的静脉和支气管之间穿过（图 10-4），这种方法确保缝合器在钉合前完全跨过静脉（图 10-5）。如果发生出血，可以立即使用纱布钳压迫。在切断缝合静脉后，可以看到右肺下叶支气管（图 10-6），应钝性分离右肺下叶支气管为横断做准备。

◆ 通过切口 1 使用 Yankauer 吸引器头钝性分离支气管下表面。

第三步：右肺下叶动脉

◆ **显露**：将肺复位至正常的解剖位置。

◆ 胸腔镜向前，30°镜头指向后方。有时，需要将胸腔镜向后，30°镜头指向前方以观察游离的对面。

◆ 用 Metzenbaum 剪解剖动脉表面（图 10-7），并分出间隙以便缝合器完全打开肺裂。此时，可以清楚地看到右肺下叶动脉。如果不能看到，小心地钝性解剖肺实质以显露血管（图 10-8）。

◆ 用 Metzenbaum 剪或直角钳从肺实质内游离右下肺叶动脉。注意可能观察不到的肺动脉分支。游离时不能对器械施加过大的力。

◆ 可用缝合线套住血管并小心牵拉，以便插入内镜缝合器。

◆ 使用缝合器时避免肺动脉张力。在胸壁水平稳定缝合器以避免在钉合时移动（图 10-9）。

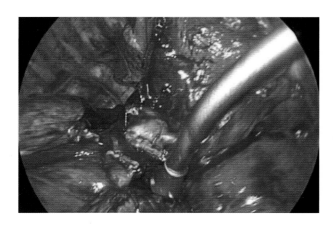

图 10-10 断开右肺下叶动脉保护右肺中叶动脉

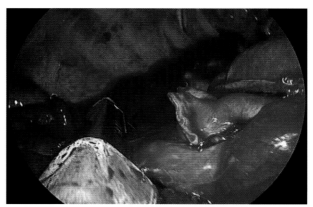

图 10-11 将缝合器跨越右肺下叶支气管

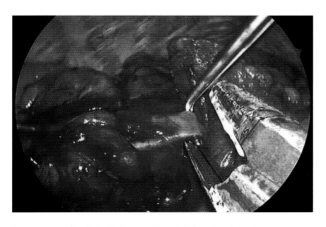

图 10-12 将直角钳和缝合器跨过右下肺动脉

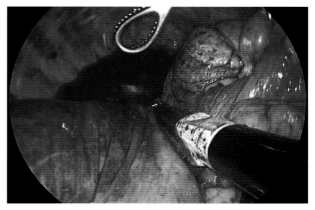

图 10-13 用缝合器打开肺裂

第 11 章

左肺上叶切除术

Ali Mahtabifard

引言

左肺上叶血管变异较多，使得 VATS 完成左上叶切除术成为最具挑战性的微创肺叶切除术。进行这种手术时应该特别小心谨慎。最多可能有 7 条动脉分支供应左上叶。

电视胸腔镜左上肺叶切除术的方法

手术步骤

左上叶切除术的步骤如下：第 5 组和第 6 组淋巴结、上肺静脉、前干、肺裂、舌段动脉、支气管、其他的动脉分支及剩余肺裂。

要点

◆ 由于在支气管和肺动脉之间游离左上叶支气管时有些结构难以看清，所以这是最危险的一步。肺动脉干位于左上叶支气管后方，在游离支气管过程中可能受到损伤。

◆ 清扫第 5 组和第 6 组淋巴结，沿肺门上方游离肺动脉前干的上方和后方的组织，便于随后对前干的游离。

电视胸腔镜左上叶切除术的方法

第一步：切口

◆ 切口 1 和切口 2 可稍向后移以避开心包（见第 5 章）。

◆ 进行上叶切除术时主操作口正好直对着上肺静脉上。

◆ 如果术前没有病理诊断，则主操作口长仅为 2cm 以行楔形切除。如术前确诊为肺癌，则将主操作口延长到 4 ~ 5cm 以行肺叶切除，并做切口 4。

第二步：清扫第 5 组和第 6 组淋巴结

◆ **显露**：通过后切口置卵圆钳并将肺组织向后稍下牵拉。

◆ 胸腔镜向前，30°镜头对准肺门。

◆ 沿肺门到主动脉，在膈神经后切开胸膜。

◆ 经下切口置入 Metzenbaum 剪，经主操作口置入长 Debakey 钳，提起肺门组织。

◆ 转动剪刀使剪刀头不会妨碍观察膈神经。

◆ 只剪开胸膜，因为切断脂肪内的血管会引起出血而影响视野。

◆ 沿左上叶肺尖段静脉分支上部剪开胸膜。

◆ 解剖辨识明确的结构。

◆ 沿上肺静脉和肺动脉进行锐性和钝性分离，常使用吸引器头钝性分离。

第三步：上肺门的游离

◆ **显露**：经后切口将肺组织向后下牵拉。

◆ 胸腔镜稍向前内侧，30°镜头稍向后。

◆ 于上肺门上部沿上肺静脉边缘向头侧游离。

◆ 游离上肺静脉后，可见前干分支。

◆ 在血管周围游离脂肪和第 5 组淋巴结非常利于随后对动脉和静脉的游离，便于横断（图 11-1）。

第四步：清扫第 5 组和第 6 组淋巴结

◆ **显露**：经后切口向后下牵拉肺。

◆ 胸腔镜向前，30°镜头对准纵隔。

◆ 用卵圆钳提起前、后淋巴结，并在上肺静脉和肺动脉表面游离。注意该区域的迷走神经和喉返神经，以免损伤。

◆ 在主动脉和心包表面游离第 6 组（主动脉旁）淋巴结。为达到这一步，继续牵拉肺组织，这时镜头指向内侧。

◆ 小心提起而不是钳夹膈神经。用卵圆钳抓住第 6 组淋巴结并进行钝性分离。

◆ 在此区域为了降低神经损伤，尽量少用电刀。

◆ 用止血纱布控制出血。

心包脂肪　　膈神经　　　　左上叶

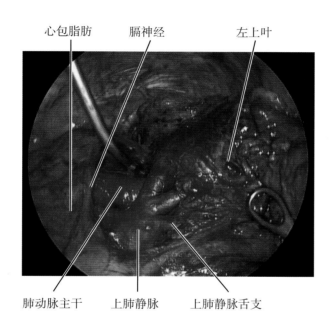

肺动脉主干　　上肺静脉　　上肺静脉舌支

图 11-1　游离第 5 组和第 6 组淋巴结，显露上肺静脉上部

第五步：上肺静脉

◆ **显露**：经后切口和前切口向侧后方牵拉肺组织。

◆ 胸腔镜朝向前侧并稍向内侧，30°镜头对准纵隔并稍向后。

◆ 游离上肺静脉的下界。经下切口置入 Metzenbaum 剪，经主操作口置入 Yankauer 吸引器。

◆ 认清下肺静脉，确保上、下静脉没有共干。

◆ 经主操作口用卵圆钳提起上肺静脉，用 Metzenbaum 剪分开上肺静脉和其后方的左上叶支气管。卵圆钳抓得上肺静脉部分越多，损伤静脉的机会越小，抓得越少则撕裂机会越大。

◆ 提起静脉，同时用 Metzenbaum 剪在上肺静脉和左上叶支气管之间游离。

◆ 游离完成后，经主操作口用 Metzenbaum 剪完成上肺静脉上界的游离。

◆ 将直角钳穿过上肺静脉后（图 11-2）。

◆ 用丝线绕过并提起静脉，便于缝合器通过静脉，但这种方法不常用。

◆ 经后切口置入血管缝合器横断静脉（图 11-3）。

第六步：前干

◆ **显露**：经后切口向外下牵拉肺组织。

◆ 胸腔镜朝向前侧，30°镜头稍指向后。

◆ 钉合上肺静脉后，显露出肺动脉前干。清除左上叶支气管上部的淋巴结以便更好地暴露肺动脉。清扫动脉前干和主干间的淋巴结，以便于游离前干（图 11-4）。

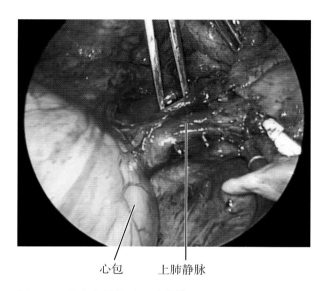

心包　　上肺静脉

图 11-2　将直角钳绕过上肺静脉

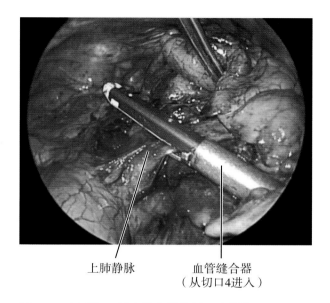

上肺静脉　　　　血管缝合器
　　　　　　　（从切口4进入）

图 11-3　经后切口置入缝合器横断上肺静脉

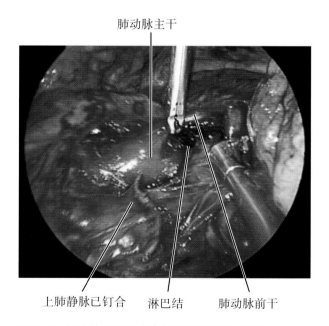

肺动脉主干

上肺静脉已钉合　淋巴结　肺动脉前干

图 11-4　切除前干和肺动脉主干间的叶间淋巴结

◆ 经主操作口置入直角钳绕过肺动脉前干（图 11-5）。调整摄像头的角度，以便在穿过前干时完全看清直角钳。肺门上部已经被游离，故直角钳很容易通过。扩张直角钳，为随后放置缝合器创建一个足够大小的通道。

◆ 经后切口置入血管缝合器并绕过前干。将缝合器的钉砧放在肺动脉和前干间（图 11-6）。

第七步：肺裂

◆ **显露**：将肺组织恢复至解剖学位置。经后切口将下叶向后牵拉，经主操作口将上叶向前牵拉。

◆ 胸腔镜朝向前侧，30°镜头对准肺裂。

◆ 对于不完整的肺裂，经切口 1 置入缝合器并从下叶分离舌段（图 11-7），在有不全肺裂的患者缝合器要远离肺动脉操作。

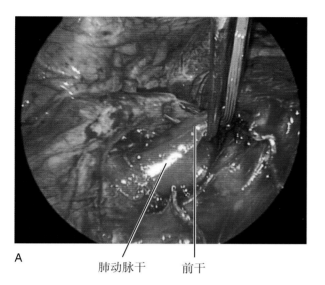

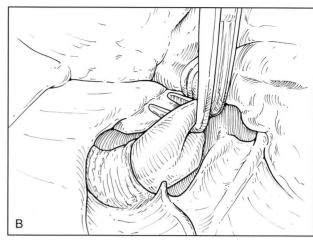

肺动脉干　　前干

A

B

图 11-5 **A** 和 **B**，直角钳绕过前干

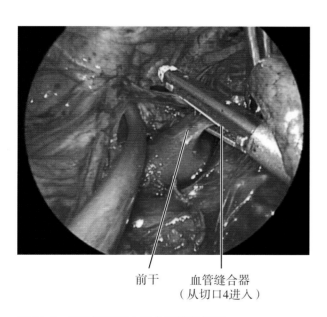

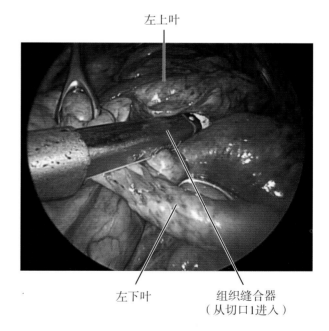

前干　　血管缝合器
（从切口4进入）

左上叶

左下叶　　组织缝合器
（从切口1进入）

图 11-6 经后切口置入缝合器横断前干

图 11-7 用缝合器切割肺裂前方

◆ 打开余下的肺裂，在肺动脉表面建立一条通道。

◆ 用卵圆钳提起不全肺裂的肺实质，使其远离动脉表面（图 11-8）。

◆ 分清左上叶和左下叶支气管。清扫支气管间的淋巴结显露肺动脉。肺动脉的走行与左下叶支气管平行并毗邻。

◆ 用 Metzenbaum 剪经切口 1 游离肺动脉前表面并建立一个通道。肺动脉的上方是舌段动脉和后升支，下方是供应左下叶背段的动脉。

◆ 当已经完成动脉表面通道时，用缝合器打开肺裂。将缝合器钉砧放入通道，并将其放在动脉表面。一旦将缝合器放入合适的位置，不能挪动缝合器。这一步很关键 (图 11-9)。

前干残端

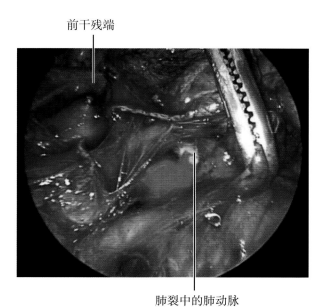

肺裂中的肺动脉

图 11-8 肺动脉前部显露

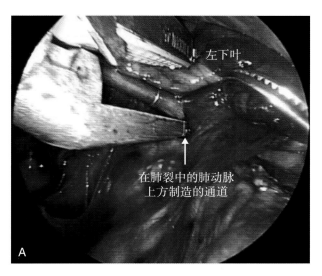

左下叶

在肺裂中的肺动脉
上方制造的通道

A

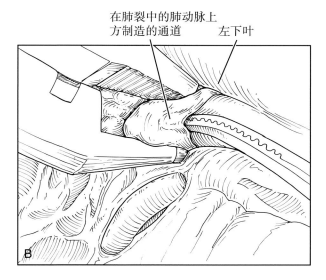

在肺裂中的肺动脉上
方制造的通道　左下叶

B

图 11-9 **A** 和 **B**，将缝合器钉砧置于动脉上切割肺裂

◆ 当将缝合器放置好时，牵拉上、下叶的卵圆钳使肺实质进入缝合器。我喜欢使用钉高 4.8mm 的缝合器钉合肺。但是如果肺裂发育良好，并且没有更多的肺组织需要缝合，也可以选用更小的缝合器（血管）。

◆ 反复通过建立通道打开肺裂，直到完全打开肺裂。此时肺动脉和支气管清晰可见。

◆ 左上叶支气管、肺动脉主干和舌段动脉可以看得很清楚（图 11-10）。

第八步：舌段动脉

◆ **显露**：和第七步相同。

◆ 摄像头角度和第七步相同。

◆ 经下切口置入 Metzenbaum 剪游离舌段动脉。充分游离后，用直角钳经主操作口为缝合器钉砧的通过扩大间隙（图 11-11）。

◆ 经下切口（图 11-12）或后切口置入血管缝合器，钉合舌段动脉。

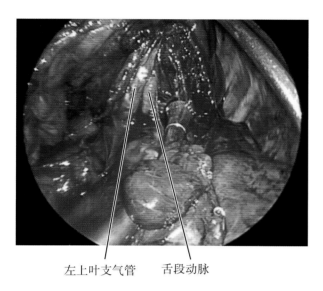

左上叶支气管　　舌段动脉

图 11-10　肺裂打开后显露支气管和舌段动脉

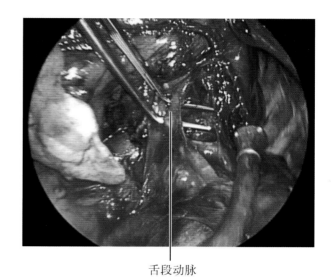

舌段动脉

图 11-11　将直角钳绕过舌段动脉

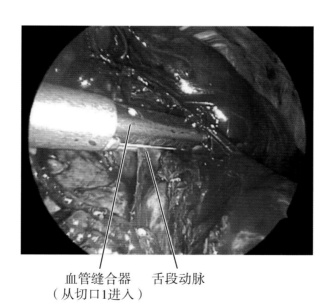

血管缝合器　　舌段动脉
（从切口1进入）

图 11-12　钉合舌段动脉

第九步：上叶支气管

◆ **显露**：和第八步相同。

◆ 摄像头角度和第八步相同。

◆ 游离支气管是左肺上叶切除术中最危险的步骤，因为这一步是在解剖关系不是很明朗的情况下在支气管和肺动脉主干之间进行操作的。

◆ 将卵圆钳经主操作口提起左上叶支气管，使其远离肺动脉。这时，支气管后方的情况清晰可见。将胸腔镜向后，镜头指向前。

◆ 钝性分离肺动脉和支气管。

◆ 用 Metzenbaum 剪经下切口游离左上叶支气管的下界。

◆ 游离左上叶支气管的上面。通过向后牵拉支气管，同时将胸腔镜朝向前侧，镜头指向后侧，可充分显露支气管上方。在动脉表面钝性分离肺动脉和支气管。

◆ 此时，支气管几乎完全与肺动脉分开。用直角钳经主操作口穿过上叶支气管和肺动脉间（图 11-13）。

◆ 这是手术中唯一需要部分盲操作的步骤，应小心谨慎，防止损伤支气管后方的肺动脉。不断转换胸腔镜角度以便能够最大限度地控制和观察绕过支气管的直角钳。

◆ 扩大直角钳以创建缝合器的通道，以便于从后切口置入缝合器以横断支气管（图 11-14）。

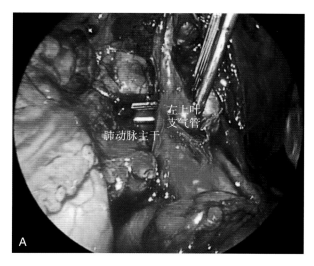

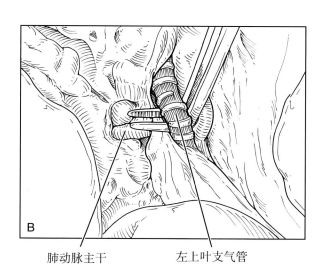

图 11-13 **A** 和 **B**，将直角钳绕过左上叶支气管

肺动脉主干   左上叶支气管

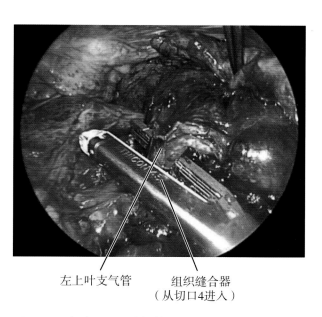

左上叶支气管   组织缝合器
（从切口4进入）

图 11-14 钉合左上叶支气管

第十步：其余的动脉分支

◆ **显露**：将卵圆钳经主操作口提起上叶，显露左上叶其他的动脉分支。

◆ 胸腔镜朝向内侧，30°镜头指向后侧。

◆ 钝性和锐性分离肺动脉主干表面，显露左上叶其他的动脉分支。

◆ 可能有多至 5 条的动脉分支需要钉合、夹闭或者结扎（图 11-15 和图 11-16）。

◆ 用钉高 4.8mm 的缝合器经下切口打开剩余的肺裂（图 11-17）。

◆ 将离断的肺叶置于膈肌上，然后将其放入 Lapsac 标本袋中，如第 7 章所述。

（胡　牧　译）

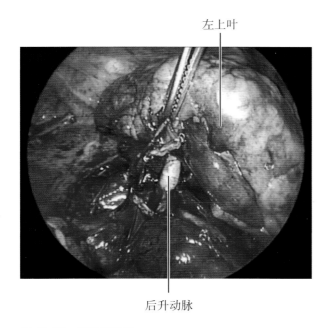

左上叶

后升动脉

图 11-15 后升支动脉

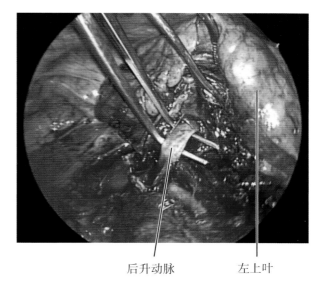

后升动脉 左上叶

图 11-16 用直角钳游离后升支动脉

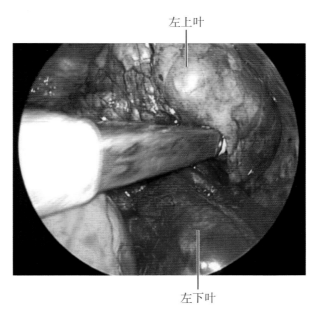

左上叶

左下叶

图 11-17 用缝合器打开剩余的肺裂

第 12 章

左肺下叶切除术

Ali Mahtabifard

引言

　　施行左下叶切除术的术前准备、适应证和患者体位与之前章节描述的类似，在此不再重复。

电视胸腔镜左肺下叶切除术的方法

手术步骤

　　施行左下叶切除术的步骤顺序如下：下肺静脉、肺裂下方、动脉、支气管和剩余的肺裂。

要点

◆ 主操作口比上叶切除术低 1 个肋间。

◆ 总是在辨识明确的解剖结构上进行游离。

◆ 清除淋巴结以辨清解剖关系。

◆ 打开肺裂以确认动脉分支。

电视胸腔镜左下叶切除术

第一步：切口

◆ 标准切口详见第一章（图 1-2）。

第二步：下肺韧带和第 9 组淋巴结

◆ **显露**：通过主操作口向上和稍后牵拉肺组织。

◆ 胸腔镜向前，30°镜头对准下肺韧带。

◆ 用卵圆钳通过主操作口向上牵拉下叶。施加足够的张力以保证下肺韧带处于伸展状态（图 12-1）。

◆ 用长电刀头和 Yankauer 吸引器通过切口 1 放入胸腔。如果膈肌妨碍术野，用 Yankauer 吸引器的弯曲部将膈肌推向下方。将 Yankauer 吸引器的头指向操作处，以便于抽吸电刀产生的烟雾。

◆ 从下肺韧带内清扫第 9 组淋巴结。

◆ 在某些情况下，如果膈肌很高，妨碍术野，用缝线将其向下牵拉。使针持通过切口 1，在膈肌的食管裂孔附近缝合韧带部分。将缝合线和针持一同经切口 2 取出，尽可能拉紧并将其缝合至胸壁切口 2 的下方。

◆ 用电刀切开与食管平行的下肺韧带至下肺静脉水平（图 12-2）。

第三步：后胸膜

◆ **显露**：向前内和上方牵拉肺组织。

◆ 胸腔镜向后，30°镜头向内并正对心脏。

◆ 将肺向正内侧牵拉，沿下肺静脉后表面打开后胸膜。联合使用从前切口置入的 Metzenbaum 剪及长头电刀进行锐性分离（图 12-3）。

◆ 后方的游离部位应该位于胸膜和肺实质的连接处。

◆ 如果分离太靠近食管，会引起肌纤维不必要的出血。

◆ 在分离的过程中，切断肺迷走神经肺分支，夹闭或烧灼支气管动脉。在心包膜表面施行钝性分离。

◆ 清扫下肺静脉后上方的淋巴结，并将其标记为后肺门淋巴结。

第四步：下肺静脉

◆ **显露**：向后上牵拉肺组织，便于肺门的分离。

◆ 胸腔镜向内，30°镜头指向后侧面。

◆ 此时，下肺静脉的下界应该显露清楚（见第二步）。

◆ 用 Metzenbaum 剪经前切口置入，打开与心包连接处的胸膜。显露下肺静脉的上缘，并在下肺静脉和上肺静脉之间进行钝性或锐性分离（图 12-4），此时可以看到背段静脉。

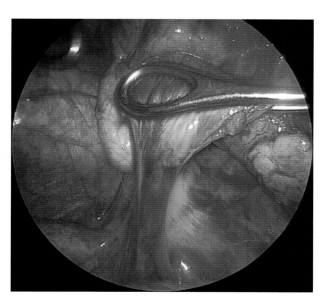

图 12-1 将卵圆钳通过主操作口向上牵拉肺下叶，该操作使下肺韧带处于伸展状态

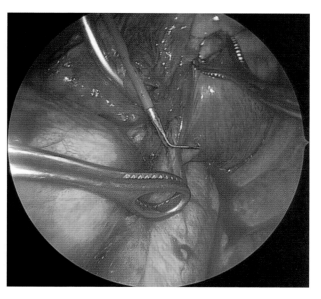

图 12-2 用电刀通过切口松解下肺韧带直到下肺静脉水平，同时切除第 9 组淋巴结

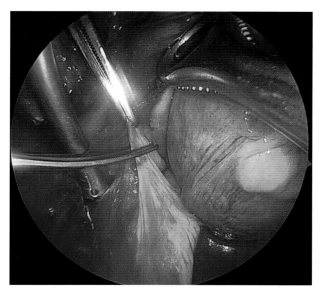

图 12-3 沿下肺静脉后表面打开后胸膜，如游离太靠近食管可能导致肌纤维出血

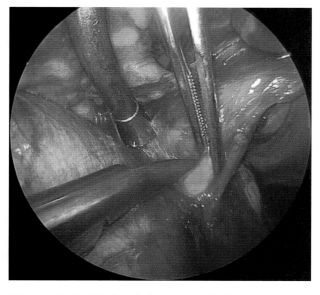

图 12-4 从前肺门的角度来看，下肺静脉上缘显露清晰，在下肺静脉和上肺静脉之间进行锐性分离，反复扩大以使 Metzenbaum 剪能够通过

◆ 用直角钳通过主操作口绕过下肺静脉。因为之前已经进行了下肺静脉的前后游离，稍微努力，直角钳就可以通过。反复开闭直角钳，为缝合器创建一个通道（图 12-5）。

◆ 将血管缝合器穿过前切口或操作口钉合静脉。如果将钉夹放置在直角钳扩展出的通道内，那么很容易看到缝合器完全越过静脉（图 12-6）。

◆ 此时，如果缝合器没有完全跨过整个静脉、部分击发或者误发，将引起致命的大出血。

◆ 术中准备好纱布钳，直接压迫控制出血。

◆ 横断静脉后，可以看到支气管。从支气管上切除叶淋巴结，并进行钝性分离，通过显露支气管，为切断支气管做准备。

第五步：清扫隆嵴下淋巴结

◆ **显露**：将卵圆钳通过主操作口，使长的带弧度的卵圆钳经下前切口，将下叶肺牵拉向内上方。

◆ 胸腔镜向侧方，30°镜头对准内侧。

◆ 清扫隆嵴下淋巴结时左边比右边更困难。如果在切除下叶之前完成清扫，要提起下叶帮助显露淋巴结的清扫区域。通过前面描述的显露方法进行头侧到隆突下的淋巴结切除。

◆ 分离平面应该位于心包内侧及食管后方。与食管和迷走神经平行且在它们的前方进行游离。分离如距食管过近会引起恼人的出血，甚至可能引起食管的损伤。

◆ 向后牵拉食管以打开隆突下间隙。可用卵圆钳为清扫淋巴结扩大隆嵴下间隙。

◆ 到达隆嵴下间隙后，取出淋巴结。将每一个淋巴结送到病理科检查。将淋巴结彻底清扫后，可以显现隆嵴和右主支气管（图 12-7）。

◆ 通过主操作口而不是其他更小的切口取出隆嵴下淋巴结，以预防癌细胞种植。

第六步：打开肺裂

◆ **显露**：恢复肺原先的解剖位置。将卵圆钳通过后切口抓住肺下叶，将另一把卵圆钳通过主操作口抓住上叶。随后从前切口完成游离并钉合。

◆ 将胸腔镜放在中间的位置，30°镜头对准后方。

◆ 如果叶裂不全（较常见），击发一个组织缝合器横断肺裂以分离下叶和舌段（图 12-8）。最初的切割往往很浅表，可以很好地避开肺动脉。本步有利于对肺裂的游离并靠近支气管和动脉。

◆ 位于上叶和下叶支气管之间的叶间淋巴结下隐藏着肺动脉，清扫这个叶淋巴结以显露动脉。

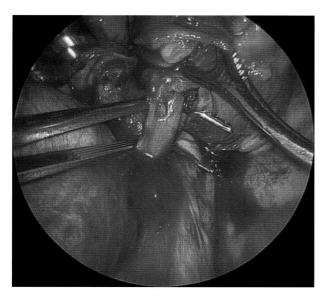

图 12-5　将直角钳通过主操作口在下肺静脉周围操作，充分扩展直角钳，为缝合器建立一个通道

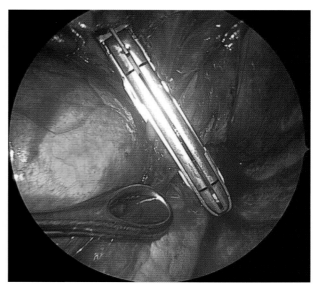

图 12-6　通过主操作口钉合下肺静脉。缝合器也可以经切口 1 将钉夹放入通道内

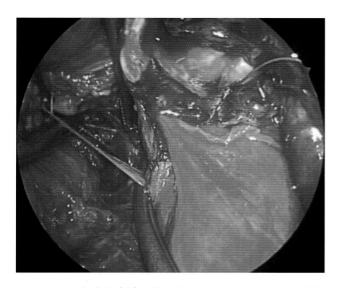

图 12-7　彻底清扫隆嵴下淋巴结后，从左侧可以看到隆嵴和右主支气管

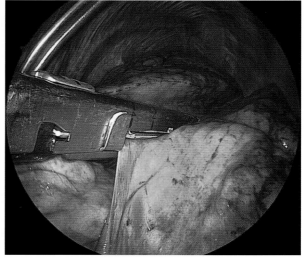

图 12-8　将组织缝合器穿过肺裂，分离下叶和上叶舌段

◆ 打开余下的肺裂。用 Metzenbaum 剪经切口 1 在动脉表面钝性或锐性分离，建立一个通道（图 12-9）。

◆ 用卵圆钳夹起肺实质暴露动脉，在动脉表面进行操作。注意不要损伤动脉。

◆ 将缝合器钉夹放入通道，并将其留在动脉前表面上（图 12-10）。一旦到达位置，不能挪动缝合器。这一步很关键。

◆ 当缝合器稳定后，将肺实质拉入缝合器，向前推进到头后击发。通常用一个绿钉夹打开肺裂。但是，如果肺裂已经发育良好并且没有那么多的肺实质，可使用血管钉夹。

◆ 建立通道，继续打开肺裂，直到肺裂被完全打开。肺动脉和支气管应该清晰可见。

◆ 在术野内，此时可以见到左下叶支气管走行在动脉下方。舌段分支和左上叶支气管在屏幕的左边向上叶走行。肺动脉基底干和左下叶支气管可在屏幕的右边走行到下叶（图 12-11）。

第七步：横断肺动脉

◆ **显露**：同前。

◆ 镜头角度同前。

◆ 用 Metzenbaum 剪通过下方的前切口分离左下叶支气管和下叶动脉。

◆ 当动脉已经被完全游离后，用直角钳通过主操作口游离动脉。

◆ 如果下叶动脉所有分支可以被横断，通常一次击发血管缝合器。有时需要单独处理背段分支。

◆ 如果缝合器穿过动脉有困难，可将动脉用套线提起，或者将其放入一个红色（橡胶）Rob-Nel 导管内以引导缝合器（图 12-12）。

◆ 下方的前切口可为缝合器横断下叶肺动脉提供最好的角度。

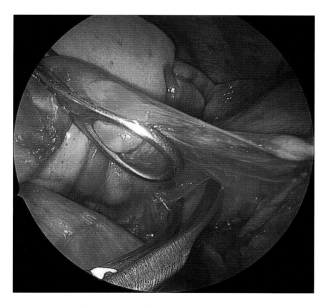

图 12-9 完成余下的肺裂分离。通过钝性或锐性分离在动脉表面建立一个通道，将组织缝合器钉砧放入该通道内（图 12-10）

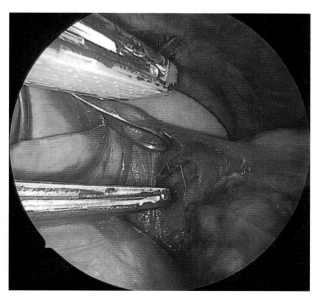

图 12-10 将钉砧留在肺动脉表面，并保持不动，这很关键。然后将肺实质填入缝合器，击发。重复这一步骤直到完全打开肺裂

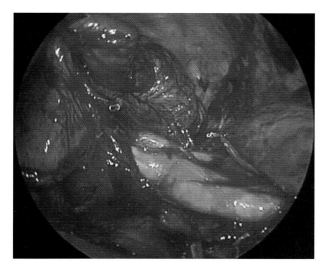

图 12-11 完全打开肺裂后，可以清楚地分辨出肺动脉分支和左下叶支气管

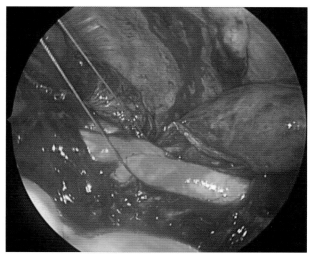

图 12-12 有时用套线方法提起肺动脉左下叶分支有助于血管缝合器的进入

第八步：切断支气管

◆ **显露**：向下侧方牵拉左下叶。

◆ 30°镜头对准上内侧。

◆ 此时，患者的下叶支气管完全附着于左下叶（图 12-13）。

◆ 将组织缝合器经下方的前切口横断支气管（图 12-14）。

◆ 将左下肺叶完全离断。

第九步：取出肺叶

◆ 移除肺叶，完成淋巴结的游离。

◆ 左侧纵隔淋巴结的游离技术将在第 22 章讨论。

（胡　牧　译）

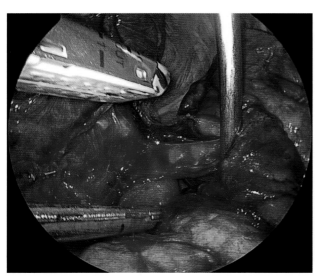

图 **12-13**　左下叶支气管完全骨骼化

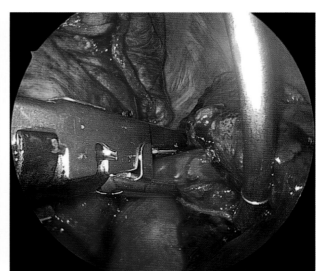

图 **12-14**　左下叶支气管被横断

第 13 章

袖式肺叶切除术：右肺上叶

Robert J.McKenna, Jr.

引言

具有优秀胸腔镜技巧的外科医生能进行 VATS 下的标准的袖式肺叶切除术。袖式右上肺叶切除术的初始步骤与标准右上肺叶切除术一样。

电视胸腔镜袖式右上肺叶切除术的方法

手术步骤

手术步骤如下：第 10 组淋巴结、右上肺静脉、动脉前干、水平裂、后升支动脉和肺裂。然后切断主支气管和中间干支气管。用常规开胸手术的器械通过主操作口吻合支气管。使用标准切口，主操作口应该在上肺静脉的上方（侧方）。

要点

◆ 开始步骤与标准右上肺叶切除术一样。

◆ 右上叶的支气管在右肺动脉后方，必须将其与动脉分离并切断。

◆ 需要用纵隔镜完全清除隆嵴下淋巴结，将主支气管和中间干支气管与淋巴结和心包游离出来。纵隔镜手术应与袖式肺叶切除术同时进行，如果有延迟，将会导致粘连而难以分离。

◆ 在中间干支气管的软骨与膜部交界处后壁上缝一针支持线，以便中间干支气管与主支气管能较好地对位。

◆ 先缝合后排线。

电视胸腔镜袖式右上肺叶切除术

第一步：开始步骤
◆ 按第 8 章标准肺叶切除术所描述的方法，处理第 10 组淋巴结、右上肺静脉和叶间裂。

第二步：切断支气管
◆ 显露：将肺组织向后、稍向下牵拉（图 13-1）。

◆ 胸腔镜向前方，30°镜头指向后方。

◆ 将长柄刀片通过主操作口，切开主支气管和中间干支气管。通常从前向后切开支气管，以远离肺动脉（图 13-2）。

第三步：吻合支气管后壁
◆ 显露：把肺组织向后、稍向下牵拉。

◆ 胸腔镜向前方，30°镜头指向后方。

◆ 卵圆钳通过切口 4 向后上牵拉右上叶。

◆ 在中间干支气管后壁上缝一针支持线有助于中间干支气管和主支气管靠近（图 13-3）。

◆ 对于常规右上肺叶切除术没有必要松解下肺韧带，但是此时这样做可以减小袖式切除术吻合口的张力。

◆ 用标准的针持通过主操作口沿着支气管膜部从后向前间断缝合[1]（图 13-4）。

◆ 把结打在腔内或腔外。先将缝合线排列好之后再打结为好，先排列再打结将保证缝合线按顺序摆放，以避免它们在放置后互相交叉。

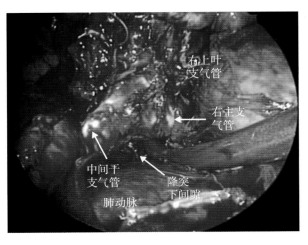

图 13-1　用在隆崤下间隙的吸引器暴露横断的支气管

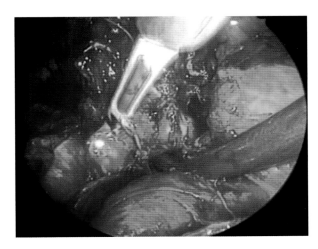

图 13-2　用一把长柄刀片横断中间干支气管

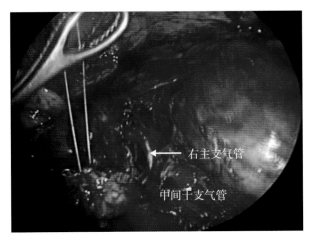

图 13-3　在中间干支气管后壁缝一条支持线

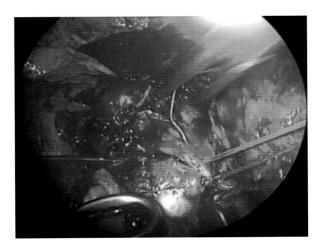

图 13-4　缝合后排线

第四步：完成支气管的吻合

◆ **显露**：把肺组织向后，并稍向下牵拉。

◆ 胸腔镜向前方，30°镜头指向后方。

◆ 缝合吻合口的剩余部分，将结打在腔外（图 13-5）。

◆ 选择合适的主操作口以便更接近吻合口，这样就可以在胸腔外打结，用手指通过主操作口把结推到吻合口处并将结扎紧。在少数情况下要使用推结器。

◆ 在吻合结束时行纤维支气管镜检查，确保吻合口不狭窄，并吸净支气管树内的所有血凝块。

◆ 向胸腔内注水（非盐水），因为红细胞会在水中裂解，以便通过它来更好地查看吻合口是否出血或漏气。

术后处理

◆ 肺叶切除术后为患者提供常规术后护理。

◆ 适当放宽术后支气管镜吸痰的指征，因为支气管被完全横断后，支气管纤毛不能像正常情况那样排痰。

参考文献

1. Mahtabifard A，Fuller CB. McKenna RJ Jr. VATS sleeve lobectomy. Ann Thorac Surg，2008，85:S729-S732.

（胡　牧　译）

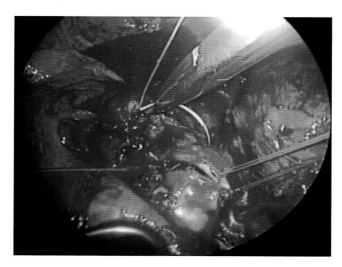

图 13-5 缝合吻合口前壁

第 14 章

袖式肺叶切除术：右肺中叶、下叶背段

Robert J.McKenna,Jr.

引言

具有优秀胸腔镜技巧的外科医生能进行 VATS 下标准的袖式肺叶切除术。当肿瘤侵犯中叶的支气管和中间干支气管的起点或侵犯下叶背段的支气管和中间干支气管的起点时，对中叶和下叶背段的袖式肺叶切除术是一种良好的保留肺实质手术，它可以在肿瘤周围提供可靠的切缘。该部位的类癌也是这项手术的适应证之一，可避免全肺切除术。

电视胸腔镜右肺中叶、下叶背段袖式肺叶切除术的方法

手术步骤

手术步骤如下：右中叶静脉，中叶动脉，水平裂，中叶和下叶间的斜裂，将下叶背段与基底段分离，背段动脉，右上叶后段与下叶背段间的斜裂，横断基底段的中间干支气管和基底段支气管，吻合基底段支气管与中间干支气管。

要点

◆ 首先使用右中叶切除术的标准方法，切口如图 14-1 所示。

◆ 在基底段支气管后方缝支持线，因为基底段支气管会回缩到肺下叶实质内。并且支持线有助于使基底段支气管和中间支气管对合。

◆ 松解下肺韧带以减小吻合口的张力。

◆ 首先缝合吻合口后壁。

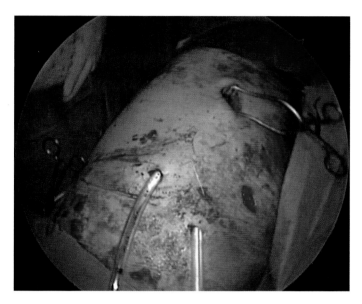

图 14-1　右肺中叶、下叶背段袖状肺叶切除术的切口

电视胸腔镜右肺中叶、下叶背段袖式肺叶切除术

第一步：右中叶静脉

◆ **显露**：将肺直接向后方牵拉。

◆ 胸腔镜向前，30°镜头向后方对准肺门。

◆ 在上、下肺静脉间仔细分离以确定右中叶静脉的下界，同时确定此处是否存在从中叶至下肺静脉的分支（图 14-2）。

◆ 用 DeBakey 钳和 Metzenbaum 剪确定右中叶静脉上方的组织。

◆ 将直角钳经主操作口穿过右中叶静脉（图 14-3）。

◆ 用从主操作口或听三角切口置入的血管内镜缝合器横断右中叶静脉。

第二步：中叶动脉

◆ **显露**：将肺向后牵拉。

◆ 胸腔镜向前，30°镜头指向后方。

◆ 右中叶动脉与支气管平行且正好位于支气管的上方稍内侧（图 14-4）。

◆ 使用 Metzenbaum 剪分离支气管表面的动脉。

◆ 将直角钳穿过动脉并扩张。

◆ 结扎或双重夹闭动脉（图 14-5 和图 14-6）。

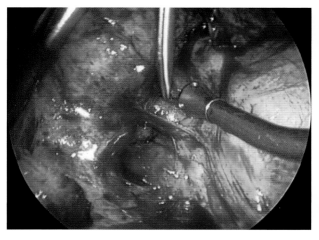

图 14-2 显露右中叶静脉、上肺静脉和下肺静脉

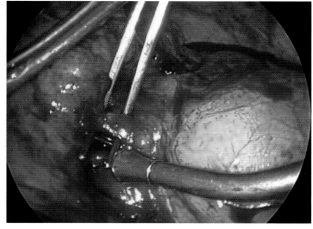

图 14-3 将直角钳穿过右中叶静脉

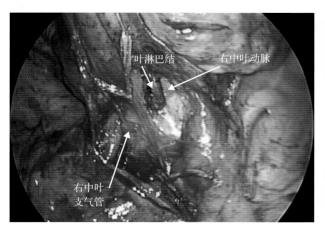

图 14-4 右中叶支气管与动脉的关系

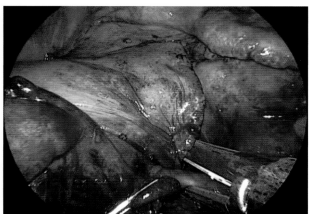

图 14-5 夹闭右中叶动脉

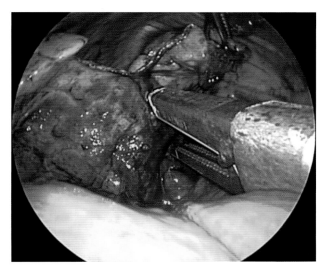

图 14-6 将缝合器钉夹置于动脉上，并将钉夹固定于该位置

第三步：水平裂

◆ **显露**：将中叶向后并稍向下方牵拉。

◆ 胸腔镜向前，30°镜头指向后方。

◆ 辨认水平裂。

◆ 中叶和上叶向下牵拉，使水平裂与切口 1 或切口 3 位于同一条线上。

◆ 如果水平裂较宽，用卵圆钳将肺实质夹紧压缩。

◆ 将缝合器（带有一个蓝色或绿色钉夹）通过任一切口到达肺。小心地将缝合器钉砧指向中叶和上叶静脉之间的间隙。如果缝合器角度太倾斜，将会撕裂肺实质。击发钉夹。

◆ 第二次击发缝合器：将钉砧置于肺动脉上，且在肺上叶和中叶静脉汇合点的间隙处。用卵圆钳将肺实质拉向缝合器（图 14-7）。

第四步：中叶和下叶间斜裂

◆ **显露**：将右下叶向后方略偏下方牵拉，将右中叶向前下方牵拉使斜裂与缝合器对准。

◆ 胸腔镜向前，30°镜头指向后方。

◆ 对大多数整个斜裂全长有肺实质间桥的患者来说，通过切口 1 的缝合器直接指向斜裂。第一次击发缝合器是安全的，因为它无法达到斜裂内的动脉（图 14-8）。

◆ 用卵圆钳提起斜裂内的肺实质。动脉和支气管相互平行地走行（图 14-9），清扫右下叶和右中叶支气管间的叶淋巴结以便更好地确认动脉。在动脉表面打开 Metzenbaum 剪并建立一个通道。

◆ 把缝合器钉砧放在动脉上的通道内，将肺实质向缝合器的方向牵拉，打开右中叶和右下叶间的斜裂（图 14-10）。

◆ 如果中下叶间的叶裂仍有连接，则继续向缝合器方向牵拉肺实质，打开不全的叶裂，显露动脉。

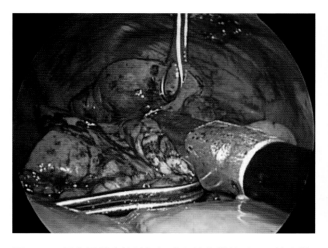

图 14-7　用卵圆钳牵拉肺组织进入缝合器的开口，缝合器保持不动。钉砧与动脉的关系保持不变

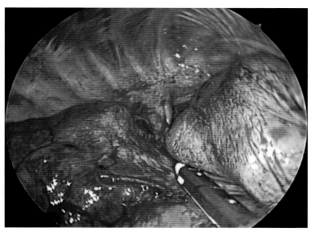

图 14-8　用缝合器打开右中叶和右下叶间的叶裂

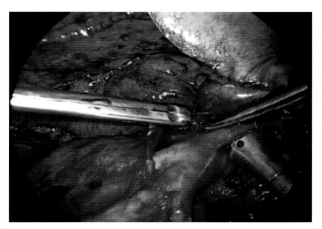

图 14-9　用卵圆钳提起斜裂内的组织，显露右肺下叶的支气管和动脉。用 Metzenbaum 剪分离动脉组织，建立缝合器通道

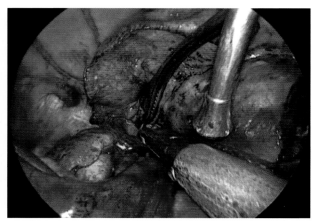

图 14-10　用缝合器打开斜裂

第五步：将背段与基底段分离

◆ **显露**：将右下叶向后稍向下牵拉，将右中叶向下稍向中间牵拉。

◆ 胸腔镜向前，30°镜头指向后方和肺尖。

◆ 沿动脉分离，以打开右中叶和右下叶间的斜裂，显露右下基底段动脉和下叶背段动脉。这些动脉是将背段与基底段分离的标志。通常在背段的下侧缘至少有一个小叶裂的提示。

◆ 将缝合器钉砧直指背段动脉的下界和右下叶基底动脉之间，使缝合器与背段小叶裂对齐（图 14-11）。将肺实质向缝合器方向牵拉。通常将背段切掉需要至少击发三或四次缝合器（图 14-12）。

第六步：背段动脉

◆ **显露**：将右下叶向后牵拉，背段向上牵拉。

◆ 将胸腔镜从前方置入，30°镜头对准后方和肺尖。

◆ 由于背段已经被分离，背段动脉显露，且背段支气管位于支气管的后方。

◆ 游离出背段动脉以便夹闭或钉合（图 14-13 和图 14-14）。

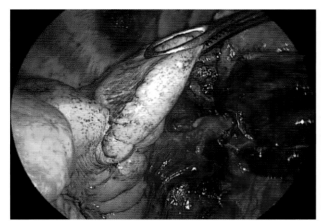

图 14-11　用缝合器从基底段上分离下叶背段

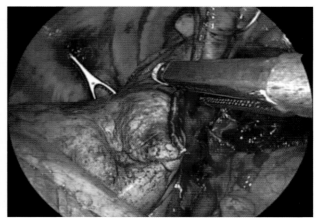

图 14-12　使缝合器钉砧匣指向右肺下叶动脉和背段动脉之间

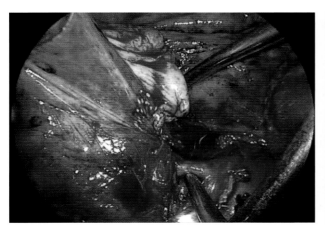

图 14-13　用直角钳穿过右下叶背段动脉并游离，以便将其夹闭

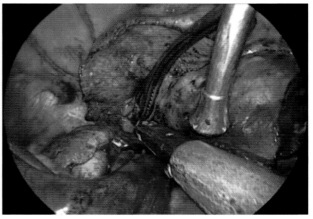

图 14-14　向下牵拉右中叶和下叶背段。用 Metzenbaum 剪解剖动脉表面并建立一个通道，使缝合器可以顺利地将右肺上叶后段和右肺下叶背段之间的叶裂打开

第七步：打开右下叶背段与右肺上叶后段之间的叶裂

◆ **显露**：将肺向后稍偏下方牵拉。

◆ 胸腔镜向前，30°镜头对准后方。

◆ 在此位置上，背段和中叶相连，且包绕动脉。尽可能远离肿瘤将肺实质横断。

◆ 如果肿瘤在中叶支气管附近且未侵及斜裂，继续沿着动脉表面游离，为缝合器建立通道以打开整个斜裂。

◆ 如果肿瘤在背段支气管附近且紧邻或侵及斜裂，用缝合器横断右中叶支气管。

◆ 打开右下叶背段和右肺上叶后段之间的斜裂（图 14-15）。打开水平裂，显露水平裂中的动脉。在后升动脉和背段动脉之间使用 Metzenbaum 剪横向分离。

◆ 将缝合器钉砧放在动脉上，向缝合器方向牵拉斜裂的肺实质。

第八步：横断中间干支气管和基底段支气管

◆ **显露**：将肺向后稍偏下方牵拉。

◆ 胸腔镜向前，30°镜头对准后方和肺尖。

◆ 支气管位于动脉的后内侧，通过锐性或钝性分离将这两个结构分开（图 14-16）。

◆ 向前方牵拉动脉以显露基底段支气管并在背段支气管的下缘处将其横断。用手术刀切开主支气管和中间干支气管。从前向后切开支气管可能更安全，因为这样可以避开动脉（图 14-17）。

◆ 在基底段支气管完全被横断前，在其上缝合一条支持线，避免其回缩进肺组织内。

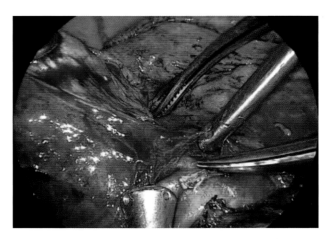

图 14-15　用缝合器打开右上叶后段与右下叶背段之间的叶裂

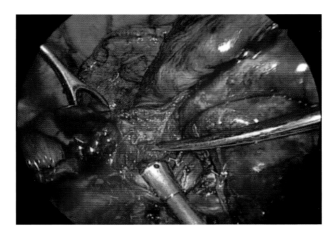

图 14-16　用 Metzenbaum 剪钝性分离右下叶动脉与支气管

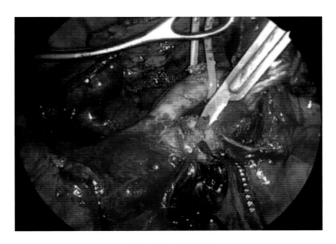

图 14-17　用手术刀切断基底段支气管

第九步：吻合支气管后壁

◆ **显露**：将肺向后稍偏下方牵拉。

◆ 胸腔镜向前，30°镜头对准后方。

◆ 使通过切口 4 的卵圆钳向后上方牵拉右上叶。

◆ 在中间干支气管后方缝合支持线，有助于对合中间支气管和主支气管（图 14-18）。

◆ 松解下肺韧带，以降低袖状切除术吻合口的张力。

◆ 使标准针持通过主操作口[1]，沿着支气管膜部从后向前间断缝合（图 14-19）。

◆ 在腔内或腔外打结。将缝合线排列好之后再打结为好，先排列再打结可保证按顺序摆放缝合线，以避免它们在放置后互相交叉。

第十步：完成支气管吻合口

◆ **显露**：将肺向后稍偏下方牵拉。

◆ 胸腔镜向前，30°镜头对准后方。

◆ 在吻合口残端放置好缝合线，在支气管壁外打结（图 14-20）。

◆ 在体外打结，经主操作口用一只手指推结。在少数情况下，需要一个推结器。

◆ 将胸腔注水（非盐水），因为红细胞在水中会裂解。用水来检查吻合口可能存在的出血或漏气。

◆ 在吻合结束时，用纤维支气管镜确认在支气管开放时吻合口不存在狭窄并吸净进入支气管树的血凝块非常重要。

第十一步：取出标本

◆ 如第 5 章所述，取出标本。

术后护理

◆ 为肺叶切除术后的患者提供标准的术后护理。

◆ 适当放宽术后支气管镜吸痰的指征，因为在支气管被完全切断后，支气管纤毛无法正常发挥排痰作用。

参考文献

1．Mahtabifard A，Fuller CB, McKenna RJ Jr. VATS sleeve lobectomy. Ann Thorac Surg，2008，85:S729-S732.

（胡　牧　译）

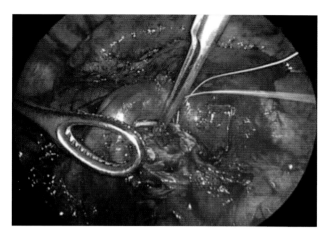

图 14-18 将支持线拉近基底段支气管和中间干支气管

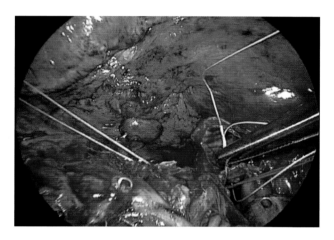

图 14-19 在吻合口下缘排列的缝合线

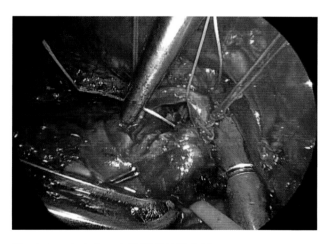

图 14-20 在吻合口上缘排列的缝合线

第 15 章

机器人辅助右肺上叶切除术

James T.Wu和Kemp H.Kernstine

引言

达·芬奇手术系统（Intuitive Surgical，Sunnyvale，Calif）有三个部件：术者操作台，由机器人摄像系统和三个机械臂组成的机器人手臂平台，连接操作台和机器人手臂的电子连接系统（图 15-1）。

机器人辅助右上肺叶切除术的方法

手术步骤

手术步骤的顺序如下：患者体位、切口位置、设备安装、右上叶静脉、右上叶肺动脉、右上叶支气管和水平裂。

要点

◆ 随时在手术时准备好开胸术器械。

◆ 准备好钳夹纱布或止血纱布以备急用（图 15-2）。

◆ 向胸腔内持续注入 CO_2 以便开展机器人手术。保持胸腔内二氧化碳分压低于 10 ~ 15mmHg，使静脉回心血量的减少和心脏顺应性的降低达到最小。

◆ 避免用机器人器械抓取肺组织、肺门结构及气道，以减少损伤和出血的风险。推荐使用非机器人的无创器械夹肺组织，这会在本章后面讨论到。机器人器械更适用于清扫及精确地夹取组织。

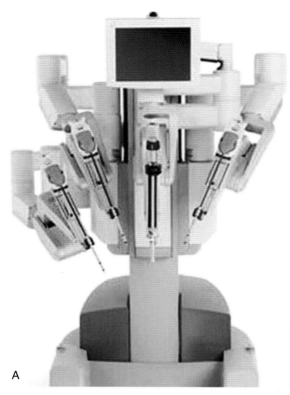
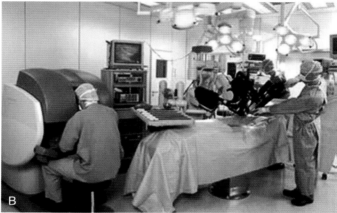

图 15-1　**A**，达·芬奇手术系统。**B**，典型的手术室

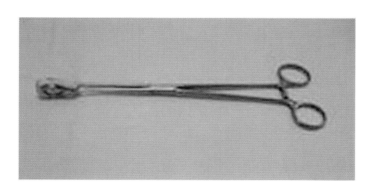

图 15-2　夹止血纱布的卵圆钳

机器人辅助右上肺叶切除术

第一步：患者体位

◆ 将患者置于侧卧位，头高脚低（图 15-3）。该体位可使膈肌与腹腔内容物下降、远离手术野从而增加暴露程度，同时使术中可能的出血远离手术野。

◆ 将手术床向后旋转 15°～30°，使患者头部指向机器人手臂平台。

第二步：切口

◆ 4 个直径为 10～12mm 的胸腔镜切口（A、C、D 和 F）分布如图 15-4 所示。

◆ 以肺门为靶区，将其大概的位置画于患者胸壁。其为直径 4cm 的圆形，其中心约位于肩胛骨顶端前方 3cm、头端 2cm。

◆ 观察孔（A）位于第 8 或第 9 肋间隙并靠近肋骨上缘。在该位置慢慢放入观察孔套管，一定要看到胸膜腔，以确保不伤及胸腔内结构。

◆ 缓慢注入 CO_2 直到胸腔内压为 10～15mmHg。若无证据表明患者有胸膜转移，则可做其他切口。

◆ 在直视胸膜腔的情况下切口，以免伤及血管神经束和发生术后神经痛。

◆ 最前上方的操作口常位于腋前线至锁骨旁线之间的第 4 肋间隙水平，可作为主操作口（F）。

◆ 前下操作孔位于腋前线第 8～9 肋间隙水平（B），另一操作孔位于腋后线第 8～9 肋间隙水平（E），直径为 8mm，用于置入机器手臂。将两个机器手臂套管放在侧面，与观察孔（A）的距离为 10～12cm。

◆ 后上方切口大概在第 4 肋间离棘突 8～10cm 处，以便进到胸腔后能在水平裂处或恰位于水平裂的后方偏下（D）。

◆ 后下方切口位于后上方切口纵向线的第 10 肋间（C）。

◆ 后方的两个切口（D 和 C）通常在竖脊肌的侧面，以方便缝合器、吸引器和牵拉器械的进入。

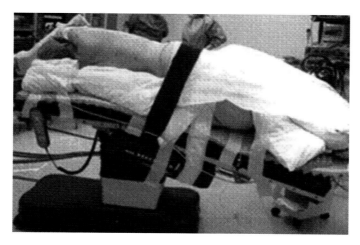

图 15-3　患者取 90° 健侧卧位，腋下垫枕。若患者的臀部较大，稍反折手术床中部有助于挪开臀部

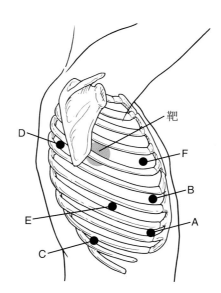

图 15-4　右上肺叶切除术的切口：4 个直径为 10 ~ 12mm 的胸腔切口分布（**A**、**C**、**D** 和 **F**）。前下方切口（**B**）和另一个操作孔（**E**）用于机器手臂。**B** 与 **E** 均离观察孔（**A**）10 ~ 12cm

第三步：设备安装

◆ 转动机器人，使其位于患者头部上方约 30° 的位置，并且与观察孔和靶区在一条直线上（图 15-5）。

◆ 在将机器人手臂锁定在离手术床恰当的距离之后，按下启动键将机器人手臂固定。

◆ 将胸腔镜臂和操作臂固定在各自的切口。

◆ 在直视下将胸腔镜插入胸腔。

◆ 器械的选择由外科医生决定。我们更倾向于左臂用抓钳，右臂用超声刀或 Hook 电刀。

◆ 从后上方的操作孔 D（图 15-4）置入 Landreneau 卵圆钳抓住肺门上方的肺上叶。可将抓钳留在胸腔，以提供足够的侧方牵引力。

第四步：右上叶静脉

◆ **显露**：将胸腔镜朝向肺门的前上方。

◆ 将 0° 或者 30° 胸腔镜置于下方。当互换 0° 和 30° 镜时，需要调整操作台的视野参数。

◆ 用超声刀分开纵隔和膈神经后方的胸膜直至上肺门和奇静脉水平。

◆ 用抓钳彻底清除肺静脉近端的毗邻组织。

◆ 辨认右肺中叶和右肺上叶静脉的分支。钝性清扫中叶和上叶静脉间的肺门淋巴组织，使其远离中间干和中叶肺动脉。

◆ 自切除标本处钝性分离肺门组织，清扫肺动脉和右上肺静脉下方的组织。

◆ 用钝的超声刀将奇静脉周围的组织清理干净，并整块切除至主肺动脉的周围组织。

◆ 将一个 8cm 长的 0 号线绕过静脉并牵拉，使之远离下方的肺动脉。

◆ 通过后下方切口置入内镜缝合器并横断右上叶肺静脉（图 15-6）。

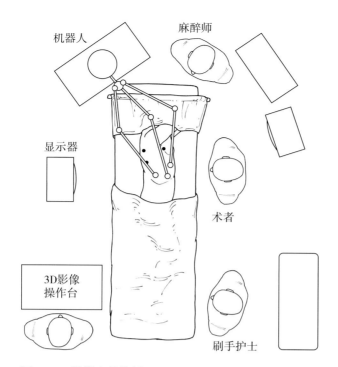

图 15-5 机器人的位置

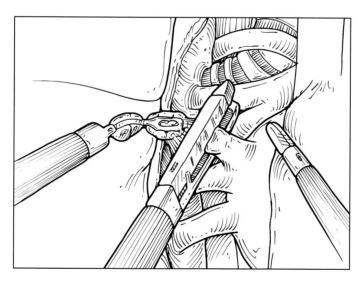

图 15-6 分离右上叶肺静脉。辨认右上肺静脉,并整块切除其邻近组织。努力分离右上肺静脉与中叶静脉,并保护中叶静脉

第五步：右上叶肺动脉

◆ **显露**：如果有必要的话，用 Landreneau 钳再次抓持肺门组织，以更好地暴露肺动脉干及其分支。

◆ 用抓钳从肺动脉的上方清扫肺门直到分叉处，使中叶动脉和返支彻底显露。

◆ 可在起点处辨认每一个分支，用血管内镜缝合器将分支钉合，显露主支气管前方的淋巴结（图 15-7）。

第六步：右上叶支气管

◆ **显露**：在切除支气管之前，尤其是当我们没有足够的相关支气管三维图像时，我们要观察肺门后方，有时要做支气管周围的清除和显露，尤其是当肿瘤靠近肺门或者有广泛的炎症和纤维化的情况下。为了做到这一步，松开 Landreneau 钳使右上叶向前旋转以暴露后肺门和气道。

◆ 分离后肺门的胸膜，并向切除的标本进行清扫。

◆ 辨认斜裂的后方，如果分离不全，将缝合器经后上方切口分开斜裂后部。

◆ 用抓钳和超声刀清理中间干支气管和右上段支气管分叉处，可以识别并切除此处的隆突下淋巴结。可将切除的标本放入标本袋，从任一胸腔切口取出。

◆ 清扫隆嵴下淋巴结后，注意力再回到主支气管前方。将肺再次向后牵拉，从后上孔用 Landreneau 卵圆钳抓持打算切除的标本。

◆ 现在已充分清除支气管周围的肺门组织，用抓钳小心通过右上叶气道后方，用丝线牵拉支气管以便钉合（图 15-8）。

◆ 将内镜缝合器通过后下方切口，绕过并夹闭支气管，但不在气管上击发。

◆ 为了保证能够识别正确的气道，有两种方法可用。首先，麻醉医师用支气管镜检查气道，外科医生通过气道内光线观察并确认支气管镜的位置；其次，停止充 CO_2，剩下的肺充气后可以复张。

◆ 横断支气管后，向肺门和纵隔内灌注液体，将剩余肺使用 25cm H_2O 的压力充气来检查支气管残端是否漏气。如果漏气，找到漏气点并用 8cm 长 4-0 的聚丙烯线无损伤缝合 2 ~ 3 针修补。要避免组织发生狭窄。

第七步：水平裂

◆ **显露**：将肺组织直接向后上方牵拉。

◆ 将内镜缝合器经前上方切口（F孔）置入并打开水平裂。识别中叶肺静脉有助于辨别水平裂前方的结构（图 15-9）。

◆ 处理水平裂后，将切除的肺叶放入胸腔下方，为以后的操作留出空间。

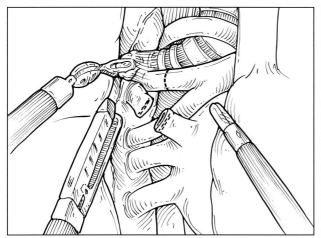

图 15-7 分离右上叶肺动脉。将肺门组织从右上叶肺动脉切除，暴露肺动脉并将其横断

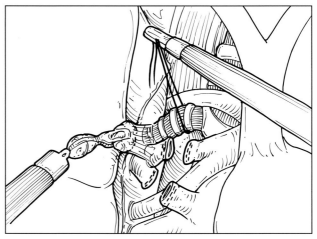

图 15-8 分离右上叶支气管。分离至右上叶的肺动脉分支后，清除在右上叶与中间干支气管之间的肺门组织，钉合右上叶支气管

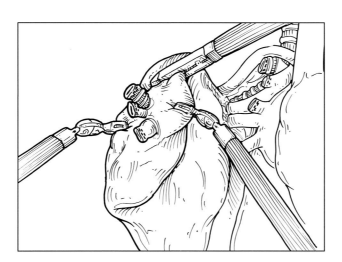

图 15-9 分离肺右上叶水平裂。将内镜缝合器通过前上方切口置入并分离水平裂，完成右上肺叶切除

第八步：取出肺叶

◆ **显露：** 根据需要调整镜头至最佳视角。

◆ 为了防止右中叶和右下叶间斜裂接近完整的患者术后发生右中叶扭转，用无切割刀头的缝合器将大部分右中叶和大部分右下叶缝合固定。

◆ 通过前上方切口（F 孔，图 15-4）将一中等型号的标本袋置入胸膜顶。在放入标本袋之前，在大部分前上方切口所在处用 Hook 电刀沿肋间隙做一个 6 ~ 7cm 长的切口，将标本从此口取出。避免电灼损伤肋间神经和肋骨膜。

◆ 将肺放入标本袋并取出。

◆ 停止 CO_2 充气，打开四个通气孔排出胸膜腔的气体。

◆ 撤离机器人器械和机器臂。

（胡　牧　译）

第 **III** 部分

肺段切除术

第 16 章

左肺上叶顶区三段切除术

Scott J.Swanson

引言

肺段切除术适用于小的、解剖学上位置合适的肺癌。使用胸腔镜技术可以实现分离段间裂和解剖段血管。左上叶顶区三段切除术（即保留左上叶舌段）与右上叶切除保留右中叶类似。

电视胸腔镜左肺上叶顶区三段切除术的方法

手术步骤

手术步骤如下：肺门前、上、后胸膜，上叶静脉分支，动脉前干，动脉后支，支气管和肺裂。

要点

◆ 血管有助于确定是否可以分离上叶分支和舌段。

◆ 另外，可游离固有段支气管，并放置缝合器，对舌段通气以判定固有段是否被隔离。

电视胸腔镜左肺上叶顶区三段切除术

第一步：切口（图 16-1）

◆ 观察孔的位置在腋前线第 7 肋间，它可以由心脏大小决定。

◆ 前操作孔的位置在腋中线第 4 肋间。

◆ 后操作孔的位置在肩胛骨尖端下方第 6 肋间。

第二步：解剖前肺门和主肺动脉窗（图 16-2）

◆ 显露：通过后操作孔向后牵拉肺。

◆ 经观察孔放置胸腔镜，导光束指向左侧以观察前肺门结构。

◆ 通过前操作孔进行解剖分离。

◆ 使用内镜钳和吸引器打开前肺门纵隔胸膜，在此确定左肺上叶顶区的引流静脉，再向上方分离至主肺动脉窗水平。

◆ 清扫第 5 组淋巴结以便显露血管，并且游离动脉前干的上方和后方以备切断。

第三步：打开后纵隔胸膜（图 16-3）

◆ 显露：通过前操作孔向前牵拉肺。

◆ 经观察孔放置胸腔镜，导光束指向右侧。

◆ 使用内镜钳通过后操作孔钝性分离打开后纵隔胸膜，继续向上打开后侧胸膜，直到打开的后侧胸膜与步骤 1、2 中分离的前侧胸膜相遇。

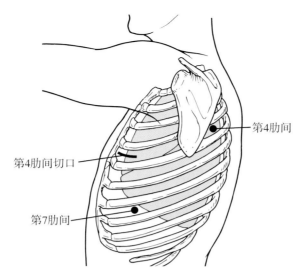

图 16-1 左肺上叶顶区三段切除术的三个切口如图所示。观察孔在腋前线第 7 肋间。前操作孔在腋中线第 4 肋间。后操作孔位于肩胛骨下角下方第 6 肋间

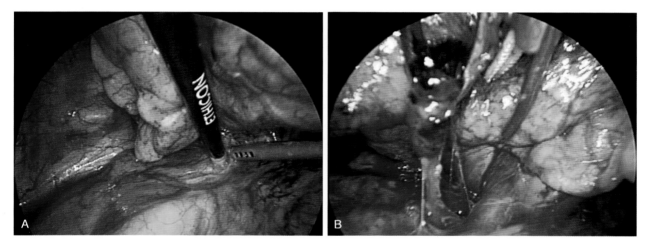

图 16-2 **A**，术者使用内镜钳和吸引器通过前操作孔切除第 5 组淋巴结，助手经后操作孔向后轻轻牵拉肺。**B**，术者通过前操作孔使用超声刀切断第 5 组淋巴结的小血管以确保止血

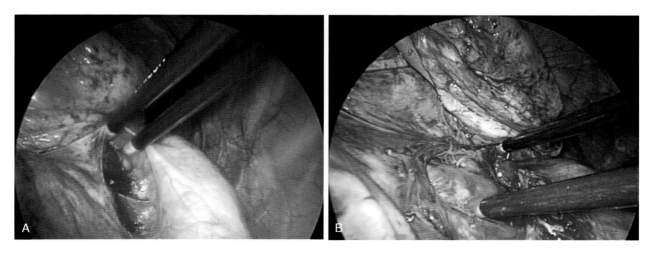

图 16-3 **A**，通过前操作孔使用卵圆钳将肺向前方提起，同时术者使用两把内镜钳通过后操作孔打开后纵隔胸膜，以暴露第 6 组淋巴结、迷走神经和进入斜裂后方的肺动脉。**B**，助手通过前操作孔向前方牵拉肺，并使用吸引器将肺向远处阻挡。当术者使用两把内镜钳通过后操作孔钝性分离肺裂处的肺动脉时，如果需要可进行吸引

第四步：肿瘤的探查（图 16-4）

◆ 显露：将卵圆钳经后操作孔置入，将肺向前操作孔推动。

◆ 经观察孔放置胸腔镜，导光束径直向上。

◆ 仔细触摸和检查肿瘤以确定是否适合包括亚肺叶切除术在内的最佳肿瘤治疗方式。需要通过估测肿瘤大小（T_1，小于 2cm 最理想）以及确认肿瘤与肺舌段有足够的距离，以便在行三段切除术时有足够的边界。

◆ 从前方探查左上肺叶，舌段静脉有助于确认肺舌段的上界。当从后方牵拉左肺上叶时，固有叶分支正好位于舌段静脉的上方。在固有叶和舌段之间通常会有一个小的肺裂。

第五步：上肺静脉（图 16-5）

◆ 显露：将卵圆钳通过后方操作孔向后牵拉肺。

◆ 经观察孔放置胸腔镜，导光束指向左侧。

◆ 用内镜钳和剪子或直角钳游离肺静脉固有叶分支，仔细辨认并保护舌段静脉。在一些病例中，需要切断一条中心静脉，尽管固有叶和舌段的血流都汇入其中。

第六步：解剖动脉近端（图 16-6）

◆ 显露：使卵圆钳通过后操作孔向后方和偏下方牵拉肺。

◆ 经观察孔放置胸腔镜，导光束指向左侧。

◆ 通过观察孔，使用内镜钳和剪刀确认并解剖动脉近端，确认并游离第一和第二支。在切断静脉后，该解剖将更容易。

第七步：解剖肺裂内肺动脉（图 16-7）

◆ 显露：使卵圆钳通过后操作孔向上方和偏前方轻拉肺。

◆ 经观察孔放置胸腔镜，导光束指向左侧。

◆ 辨认肺裂内的肺动脉。通常，这里是动脉最容易向下走行并在肺裂远端附近形成基底干的部位。这里常常会有一个淋巴结附着在动脉表面。

◆ 通过前操作孔，使用两把内镜钳钝性打开覆盖在动脉表面的胸膜，以确认动脉平面。确定这个平面后，可看到白色并且发亮的动脉。沿动脉走行建立一个通道，向进入肺裂的近端肺动脉后方扩展。经过第一步到第三步，在后方可以明显地辨别出肺动脉。使用内镜缝合器打开肺裂，以暴露肺动脉上叶分支。

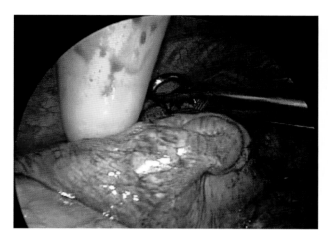

图 16-4 通过前操作孔，术者探查肿瘤，以确认肿瘤是否存在并确定其位于顶区的中心

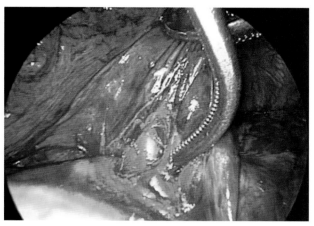

图 16-5 通过前操作孔钝性分离后，用直角钳穿过固有叶静脉。助手通过后操作孔向后牵拉肺

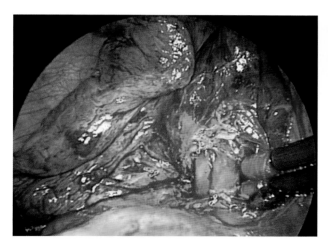

图 16-6 在切断固有叶静脉分支后，术者通过观察孔解剖左上肺叶动脉的前两条分支，在放置血管缝合器之前将胸腔镜移到前操作孔

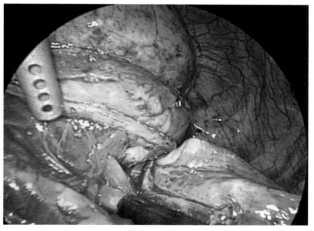

图 16-7 术者通过后操作孔游离后段动脉，同时助手通过前操作孔使用卵圆钳和吸引器向前牵拉肺

第八步：切断上肺静脉固有叶分支（图 16-8）

◆ **显露**：通过后操作孔使用卵圆钳向后牵拉肺。

◆ 经观察孔放置胸腔镜，导光束指向左侧。

◆ 在放置缝合器之前，通过后操作孔使用内镜钳确认缝合器通过角度合适且没有过度的张力。

◆ 在通过前操作孔用卵圆钳牵拉肺的同时，通过后操作孔放置内镜血管缝合器切断上肺静脉固有叶分支（白色钉夹，30 ~ 45mm）。

第九步：切断肺动脉（图 16-9）

◆ **显露**：通过后操作孔使用卵圆钳向后方和下方牵拉肺。

◆ 经前操作孔放置胸腔镜，导光束径直向上。

◆ 通过观察孔使用内镜血管缝合器切断肺动脉的第一和第二分支。使用内镜钳再次测试可能放置缝合器的角度。

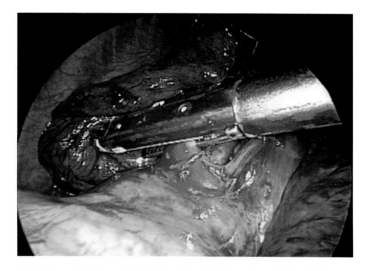

图 16-8 切割缝合器经后操作孔绕过固有叶分支静脉切断前

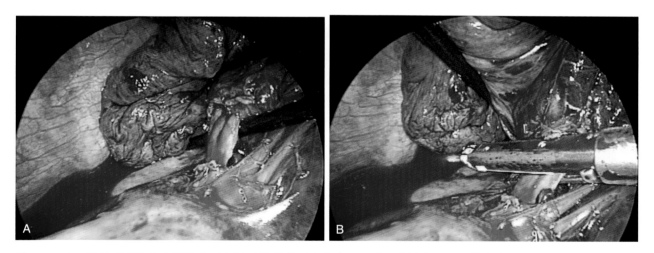

图 16-9 **A**，通过观察孔将内镜钳穿过左肺动脉的前两个分支，显示血管游离以及血管直线切割缝合器进入的角度。将胸腔镜经前操作孔置入。**B**，通过观察孔的血管缝合器绕过左肺动脉前两个分支，胸腔镜通过前操作孔置入。顺着胸腔镜置入的内镜向上牵拉肺，使缝合器有良好的观察视野

第十步：切断肺动脉后分支（图 16-10）

◆ **显露**：通过前操作孔使用卵圆钳向前方和肺尖部方向牵拉肺。

◆ 经观察孔放置胸腔镜，导光束指向右侧。

◆ 通过后操作孔使用内镜血管缝合器切断后段动脉。因为先前的两个肺动脉分支已经被切断，所以缝合器应该可以不会有误伤动脉分支的危险。

◆ 通过后操作孔放置血管缝合器。

第十一步：切断支气管（图 16-11）

◆ **显露**：通过前操作孔使用卵圆钳向前方胸壁牵拉肺以获得尽量长的支气管，并且在较小的张力下使其处于垂直平面。

◆ 经观察孔放置胸腔镜，导光束指向右侧。

◆ 解剖支气管的后面。

◆ 确认肺裂内的支气管固有叶分支，用内镜钳清扫附着在支气管上的组织，有助于确认舌段支气管与固有叶支气管之间的隆嵴。

◆ 解剖支气管的前面。通过后操作孔使用卵圆钳向后方牵拉肺，穿过前操作孔使用内镜钳钝性解剖该区域，有助于确认没有妨碍缝合器的组织。

◆ 通过后操作孔使用内镜支气管缝合器（蓝色或者绿色钉夹，30～45mm）切断固有叶支气管分支。选择缝合器的高度取决于段支气管的大小，如果段支气管小，使用蓝色钉夹；如果大一些，则使用绿色钉夹。切割缝合器的长度使用同样型号。

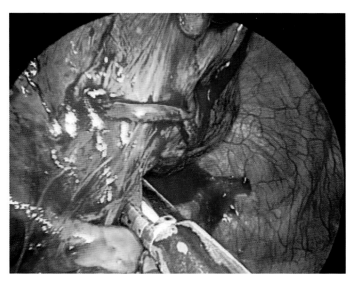

图 16-10　将血管缝合器通过后操作孔绕过后段肺动脉。使卵圆钳和内镜钳通过前操作孔将肺牵拉向前胸壁

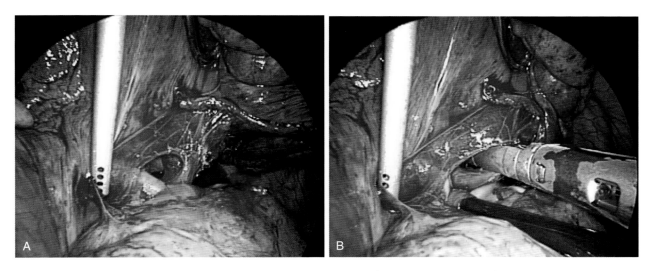

图 16-11　A，在术野中心可以看到固有叶支气管分支，在舌段动脉附近到吸引器前方（向左侧）。B，沿着内镜钳通过后操作孔的内镜缝合器（蓝色钉夹）穿过固有叶支气管分支。通过前操作孔使用卵圆钳牵拉肺，必要的时候，通过同样的操作孔使用吸引器辅助牵拉或者吸引

第十二步：分离舌段和固有叶间肺裂（图 16-12）

◆ **显露**：将卵圆钳通过后操作孔向前胸壁并稍向后方牵拉肺。

◆ 经观察孔放置胸腔镜，导光束指向左侧。

◆ 在通过后操作孔使用卵圆钳将肺向前胸壁并稍向后方牵拉的同时，通过前操作孔使用缝合器（45 ~ 60mm，金色或者蓝色钉夹）由前方切断在固有叶静脉分支残端和舌段静脉之间的肺组织。有时，卵圆钳会通过前操作孔挨着缝合器放入以协助将肺组织抻直以便于切断。

◆ 在通过前操作孔使用卵圆钳牵拉肺的同时，通过后操作孔置入缝合器（45 ~ 60mm，金色或者蓝色钉夹），在切断的后段动脉和整个舌段动脉之间后方切断肺组织。经观察孔放置胸腔镜，导光束指向右侧。

◆ 通过后操作孔使用缝合器（45 ~ 60mm，金色或者蓝色钉夹）完成肺裂从前到后的切断。通过前操作孔使用卵圆钳向前胸壁并稍向后方牵拉肺。小心将分离的固有叶支气管连同标本一起提起以避免损害舌段支气管。在击发缝合器之前，麻醉师应该使左肺通气以保证舌段充分膨胀。经观察孔放置胸腔镜，导光束指向左侧。

第十三步：标本回收（图 16-13）

标本回收已在第 1 章中讲述。

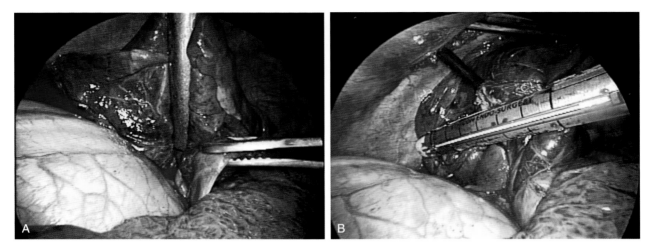

图 16-12　**A**，通过前操作孔使用缝合器分离固有叶和舌段之间的前肺裂。通过后操作孔使用卵圆钳牵拉肺组织。术者必须仔细将切割线置于平行且刚好在舌端静脉上方。**B**，在开始肺裂后方操作时，通过后操作孔使用内镜缝合器完成肺裂的分离。术者必须小心操作，避免损伤或扭曲狭长的舌段支气管

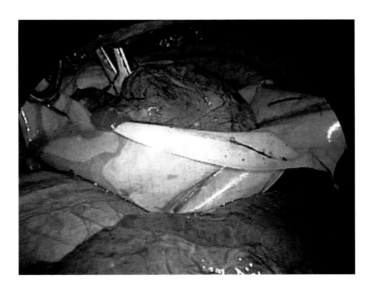

图 16-13　将标本放于 Lapsac 标本袋中，并通过切口被延长至 5cm 的前操作孔取出

第十四步：松解下肺韧带（图 16-14）

◆ **显露**：将卵圆钳通过后操作孔向上方牵拉肺。

◆ 经观察孔放置胸腔镜，导光束指向左侧。

◆ 在通过后操作孔使用卵圆钳将肺向后上方牵拉的同时，通过前操作孔使用电刀松解下肺韧带。

第十五步：清扫隆嵴下淋巴结（图 16-15）

◆ 隆嵴下淋巴结清扫已在第 22 章讲述。

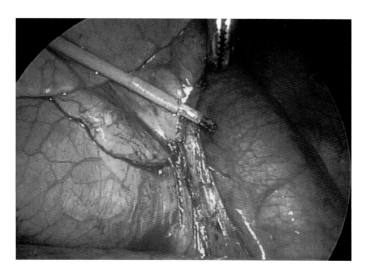

图 16-14 通过前操作孔用长头电刀松解下肺韧带。通过后操作孔用卵圆钳将肺向头侧牵拉

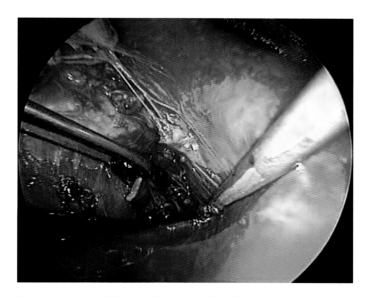

图 16-15 通过前操作孔使用 Allis 钳和内镜钳清扫隆嵴下淋巴结。使用吸引器小心地向后牵拉主动脉和食管以显露这一间隙。在 Allis 钳后方可以观察到左支气管

第十六步：肺膨胀，检查漏气，放置胸腔引流管（图 16-16）

◆ **显露**：使肺充气可以看到膨胀，并检查是否漏气。

◆ 通过观察孔放置胸腔镜，根据最佳视野，调整导光束指向左侧或右侧。

◆ 使左肺膨胀以确定舌段复张良好且位置正常。使用吸引器和纱布钳压肺能更好地观察支气管残端，向胸腔内灌水以使支气管残端可见。通过观察孔向后方至胸膜顶放置 24F 胸腔引流管，缝合余下的切口。

（刘宝东 译）

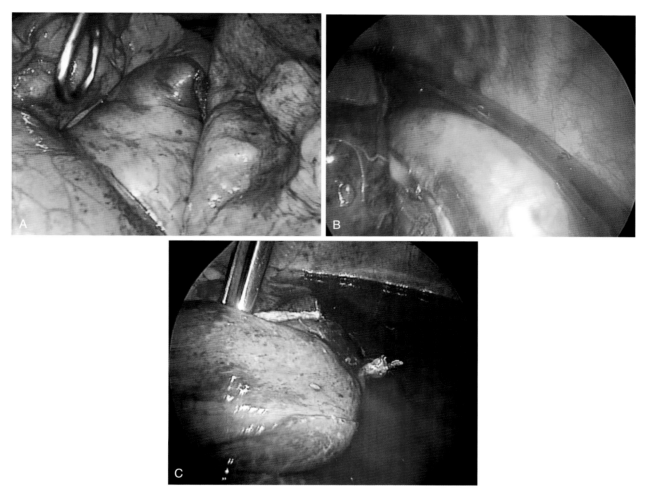

图 16-16　**A**，结束这个病例手术时，肺膨胀后观察并确认支气管残端的漏气情况（灌水浸没支气管残端法），确保舌段膨胀良好、方向合适。**B**，通过观察孔向胸膜顶放置 24F 胸腔引流管。通常，在胸腔引流管沿着白色不透射线的标记线 8cm 处使用咬骨钳做一个额外的侧孔。**C**，在肺膨胀时使用吸引器将支气管残端浸入盐水中以检查残端情况

第 17 章

舌段切除术

Robert J. McKenna,Jr.

引言

舌段的解剖位置是恒定不变的，其手术通常也是简单的。

电视胸腔镜左肺上叶舌段切除术的方法

手术步骤

手术的步骤顺序如下：第 5、第 6 组淋巴结，舌段静脉，肺裂，舌段动脉，支气管和肺裂。

要点
◆ 在舌段和固有叶之间可以看到一条小的肺裂。
◆ 从前到后操作。
◆ 偶尔，舌段静脉会同时汇入上肺静脉和下肺静脉。

电视胸腔镜肺舌段切除术

第一步：切口
◆ 标准切口如第 1 章所述（图 1-2）。

第二步：清扫第 5、第 6 组淋巴结
◆ 淋巴结的清扫同左肺上叶切除术（见图 11-1 和第 11 章），这有助于确定上肺静脉和支气管的解剖位置。
◆ 偶尔，舌段可能汇入上肺静脉和下肺静脉。

第三步：舌段静脉

◆ 显露：通过后切口将肺向后牵拉。

◆ 胸腔镜稍向前内，镜头稍指向后方。

◆ 观察肺裂和上肺静脉，以便确认引流舌段的静脉。

◆ 通过切口 3 使用 DeBakey 钳和 Metzenbaum 剪（图 17-1）解剖舌段静脉。用直角钳通过前切口绕过静脉后侧，并扩大间隙（图 17-2）。

◆ 通过前切口在舌段静脉上方放置血管夹，或者使用缝合器钉合也是一种选择，但是通常用血管夹就足够了，因为它比较小（图 17-3）。

第四步：打开肺叶间裂

◆ 显露：将肺恢复到正常的解剖位置。通过后切口将肺下叶向后下方牵拉。通过主操作口向前上方牵拉肺上叶。

◆ 胸腔镜向前，30° 镜头稍指向下方。

◆ 如果肺裂不完全，就像大多数病例那样，那么通过切口 1 使用缝合器将其完全分离。要将缝合器远离肺裂不完全患者的肺动脉。

◆ 为了打开更多的肺叶间裂，在肺动脉的表面建立一条通道。

◆ 用卵圆钳提起肺裂不完全的肺实质使其远离动脉表面（图 17-4）。

◆ 确认左上肺叶和左下肺叶的支气管。去除支气管之间的淋巴结以显露肺动脉，这些淋巴结在左下肺支气管表面平行走行。

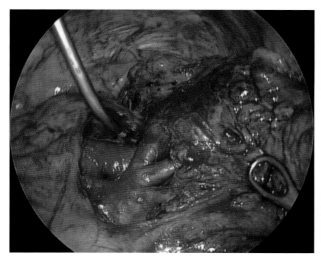

图 17-1 尖段静脉、固有叶静脉、舌段静脉

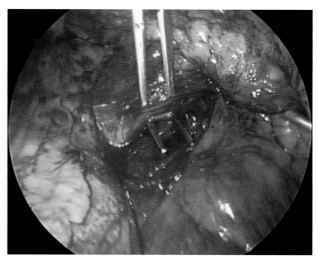

图 17-2 将直角钳穿过舌段静脉

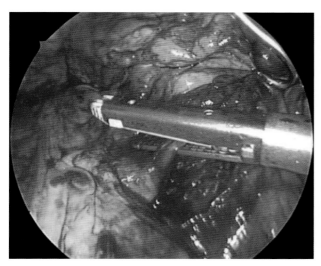

图 17-3 将缝合器穿过舌段静脉

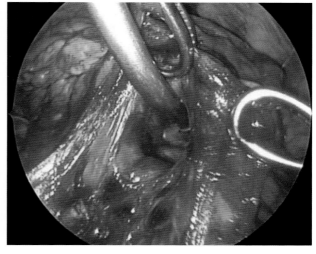

图 17-4 显露左上叶支气管、左下叶支气管及与下叶支气管平行的肺动脉

◆ 用 Metzenbaum 剪通过切口 1 解剖肺动脉表面并建立通道，解剖肺动脉的后表面。在进行解剖的同时，在肺动脉的上表面确认舌段动脉和后升动脉。在肺动脉的下方是左肺下叶背段动脉。

◆ 继续在舌段动脉上方解剖。使用缝合器打开肺叶间裂，将缝合器的钉砧放在通道里，余下的部分放在动脉表面。将缝合器放在合适的位置后，不要再移动，这是关键的操作（图 17-5）。

◆ 将缝合器保持在适当的位置，用卵圆钳将肺上、下叶的肺组织拉入缝合器内。通常使用 4.8mm 的切开缝合器打开正好在舌段动脉上方的肺裂。血管缝合器适用于较薄的肺裂。

◆ 重复进行通过建立通道打开肺裂的操作，直到完全超过舌段动脉。

◆ 很容易辨认左上肺支气管、肺动脉干以及舌段动脉。

第五步：舌段动脉
◆ **显露**：使卵圆钳通过前切口将肺上叶向上方肺尖方向牵拉。

◆ 胸腔镜向前偏中间方向，镜头指向纵隔并偏向后方。

◆ 将 Metzenbaum 剪通过切口 1 或切口 3 解剖舌段动脉。

◆ 使用直角钳完全游离动脉（图 17-6）。

◆ 通过下方的切口使用血管缝合器横断动脉（图 17-7）。

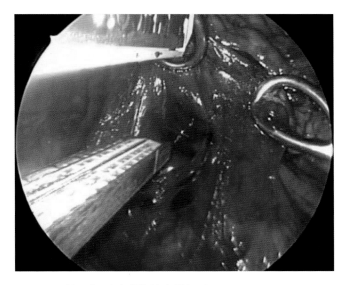

图 17-5 放置打开肺裂的缝合器钉砧

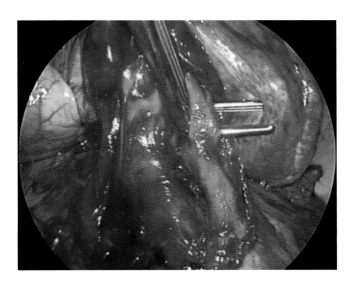

图 17-6 使用直角钳游离舌段动脉

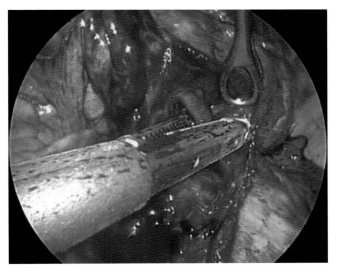

图 17-7 将缝合器穿过舌段动脉

第六步：舌段支气管

◆ **显露**：通过主切口将肺上叶向上方肺尖方向牵拉。

◆ 胸腔镜瞄向前方偏中间方向，镜头指向纵隔并偏向后方。

◆ 将 Metzenbaum 剪通过切口 1 或切口 3 游离支气管。将直角钳通过主切口游离支气管（图 17-8）。

◆ 通过第 3 或者第 4 切口使用缝合器横断支气管（图 17-9）。

第七步：舌段副动脉

◆ **显露**：通过主切口将肺上叶向上方肺尖方向牵拉。

◆ 胸腔镜瞄向前方偏中间方向，镜头指向纵隔并偏向后方。

◆ 可能需要处理一条额外的舌段动脉，特别是在肿瘤位于舌段上方时。

◆ 用 Metzenbaum 剪通过切口 1 或切口 3 解剖舌段动脉。

◆ 使用直角钳完全游离该动脉（图 17-10），通过下切口使用缝合器横断动脉（图 17-11）。

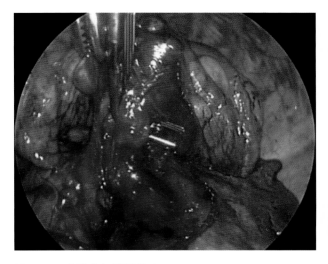

图 17-8 舌段支气管的游离

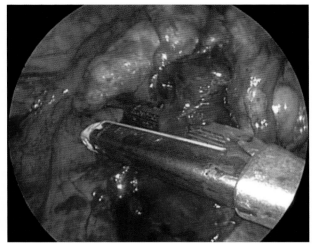

图 17-9 用缝合器通过前切口钉合舌段支气管

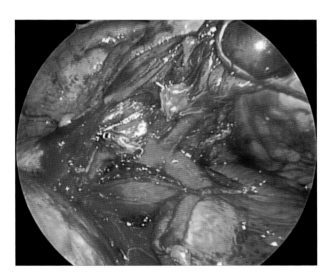

图 17-10 在舌段切除术中必须处理舌段副动脉

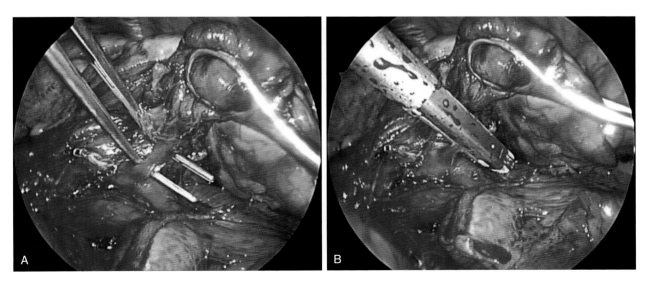

图 17-11 **A**，用直角钳游离舌段副动脉分支。**B**，通过主操作口使用缝合器切断舌段动脉

第八步：肺裂

◆ **显露**：将肺组织回复到正常的解剖位置。

◆ 胸腔镜瞄向中间方向，30°镜头指向偏后方。

◆ 通常在左上肺叶的内面会有一个小的缺口以标记舌段和固有叶分界（图 17-12）。

◆ 通过主切口使用缝合器分开肺裂。使用该切口可以允许缝合器在舌段和固有叶之间垂直穿过。击发前，要确保固有肺叶的静脉和支气管没有被包括在内（图 17-13）。

第九步：取出舌段

◆ 像其他肺叶切除术描述的一样（见第 1 章），将舌段放入一个袋子并通过主切口取出。

（刘宝东 译）

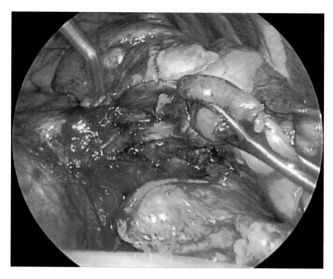

图 17-12　舌段和固有肺叶之间的小缺口有助于确认缝合器从肺上叶分离舌段的位置

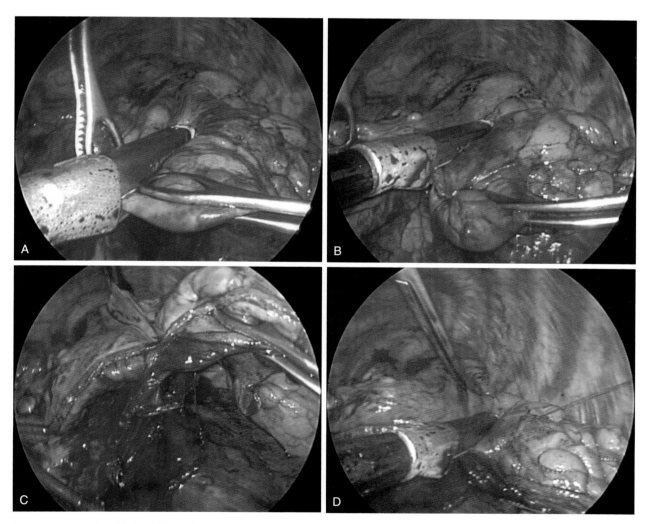

图 17-13　**A**，缝合器通过前切口并打开舌段和左上叶固有叶之间的肺裂。**B-D** 再次击发缝合器，打开肺裂

第 18 章

背段切除术

Robert J. McKenna,Jr.

引言

由于肺裂的完整性不同，因此肺叶背段切除术的方式也不同。如果肺裂是完整的，我更喜欢前入路，因为可以很容易观察到肺裂内的动脉。如果肺裂不完整，需要打开整个肺裂（如下肺叶切除术所述，见第 11 章），因此可以从前到后入路完成。作为另一种选择，后入路也可以完成肺段切除术。

电视胸腔镜背段切除术的方法

手术步骤

前入路的手术顺序如下：斜裂、背段动脉、背段支气管、背段静脉和肺裂。后入路的手术顺序如下：背段支气管、背段静脉、背段动脉和肺裂。对于后入路，顺序是静脉、支气管，然后是动脉。

要点

◆ 根据是否在肺裂内能够看到动脉而决定采用何种入路。

前入路背段切除术

第一步：确认斜裂内动脉：肺裂完全

◆ **显露**：将肺向后方牵拉。

◆ 胸腔镜瞄向前方，30°镜头向后方指向肺门。

◆ 采用标准切口（见第 1 章图 1-2）。

◆ 经后切口，使用卵圆钳将肺下叶向上提起；经前切口，使卵圆钳将中叶或者上叶（或同时）向上拉起。如果肺裂完整，通过前切口使用 Metzenbaum 剪或者电刀打开胸膜以确认动脉位置（图 18-1）。

◆ 通过前下方切口，使用 Metzenbaum 剪解剖动脉表面。建立缝合器通道打开肺裂（图 18-2）。

◆ 将缝合器钉砧放在动脉表面，不要移动缝合器位置，因为在前方和后方用卵圆钳将肺裂的肺组织拉进缝合器。

◆ 通过这种方法，进入背段的动脉可以显露出来（图 18-3）。

◆ 在肺裂的正下方，继续使用 Metzenbaum 剪在肺背段动脉上面解剖（图 18-4）。剪刀能够触到支气管。通过后方胸膜继续打开余下的肺裂。

◆ 通过前下方切口使用内镜缝合器打开肺裂。

第二步：确认斜裂内动脉：肺裂不全

◆ 如果肺裂非常不完整，使用缝合器打开整个肺裂，并避免解剖肺裂时出现漏气（见第 11 章）。

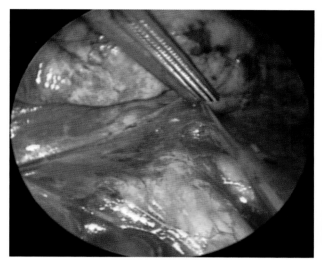

图 18-1 确认肺裂内的动脉

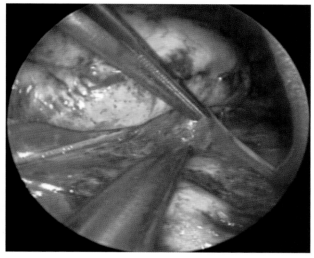

图 18-2 使用剪刀解剖动脉，为打开肺裂建立缝合器通道

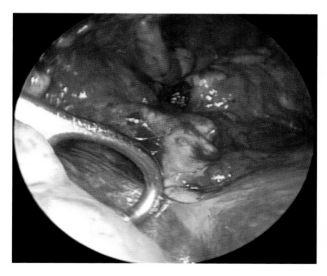

图 18-3 完全打开肺裂后的背段动脉

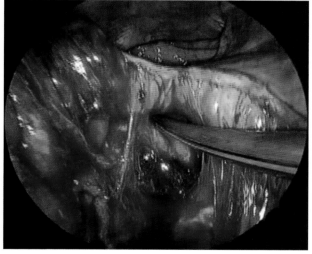

图 18-4 解剖肺动脉后方，为打开剩余肺裂建立缝合器通道

第三步：背段动脉

◆ **显露**：将肺下叶稍向后下方牵拉。

◆ 胸腔镜瞄向前方，30°镜头向后方指向肺裂。

◆ 通过前切口，使用 Metzenbaum 剪和 DeBakey 钳解剖背段动脉（图 18-5）。

◆ 通过前下方切口使用血管缝合器切断背段动脉（图 18-6）。

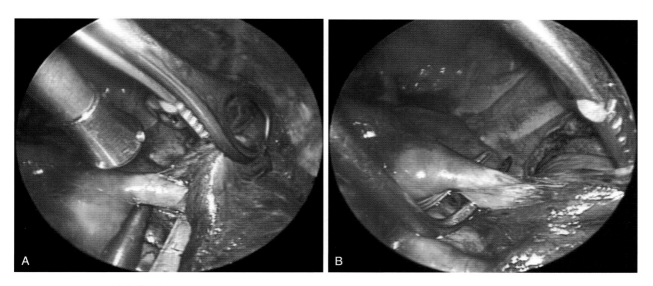

图 18-5　A 和 B，游离背段动脉

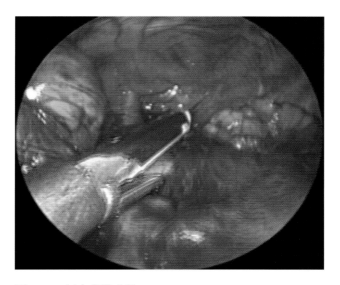

图 18-6　钉合背段动脉

第四步：背段支气管

◆ **显露**：将肺向正后方和偏下方牵拉。

◆ 胸腔镜瞄向前方，30°镜头向后方指向支气管。

◆ 如果肺裂分离不完整，通过下方切口使用 Metzenbaum 剪沿支气管上面进行游离，并用剪刀向后推。除了脊柱以外，在后方没有重要的结构。当建完通道后，使用通过前切口的缝合器钉合余下的肺裂。将缝合器钉砧放置在通道中，将钉夹与肺裂对齐（图 18-7）。

◆ 通过前切口使用剪刀解剖支气管。

◆ 通过前下方切口使用缝合器切断支气管（图 18-8）。

第五步：背段静脉

◆ **显露**：将肺向正后下方牵拉。

◆ 胸腔镜瞄向前方，30°镜头向后方指向静脉。

◆ 通过前切口使用剪刀解剖静脉。

◆ 通过前下方切口使用缝合器切断静脉。

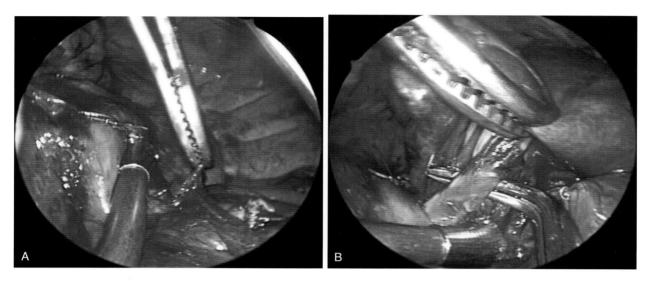

图 18-7　A 和 B，游离背段支气管

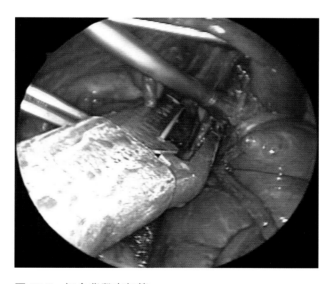

图 18-8　钉合背段支气管

第六步：分离背段

◆ **显露**：将肺段向上方牵拉。

◆ 胸腔镜瞄向前方，30° 镜头向后方指向肺。

◆ 将缝合器经前下方切口穿过，将缝合器钉砧放在动脉上方。通过前切口使用卵圆钳向上拉背段（图 18-9）。

◆ 有时，在背段和基底段之间会有一条小的肺裂，可以帮助确认从基底段分离背段的合适位置。如果没有这条小肺裂，放置缝合器时要在肺段内提供足够的肿瘤边界。随后，将缝合器钉砧放在动脉的前方以避免损伤动脉（图 18-10）。

第七步：取出背段

◆ 按照其他切除术所描述的方法取出背段（见第 1 章）。

后入路背段切除术

背段切除术的另一种入路方式是经后入路，该入路可以作为背段肺切除术的标准入路方式，或是在肺裂不全的情况下使用。

◆ 将肺向前方牵拉。

◆ 解剖来自背段的静脉，并钉合。

◆ 确认在静脉上方的支气管。切断支气管后，可以看到并钉合动脉。

◆ 钉合肺裂。

（刘宝东 译）

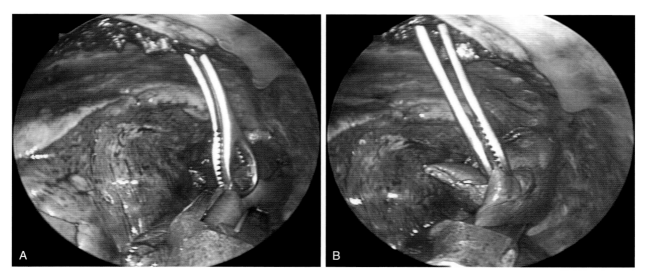

图 18-9　A 和 B，开始打开肺裂，使背段分离

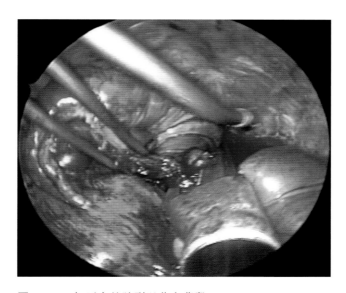

图 18-10　打开完整肺裂以分离背段

第 19 章

右肺上叶前段切除术

Robert J. McKenna, Jr.

引言

　　该肺段切除术并不常使用，许多外科医生不知道如何去做，但这是一个很简单的手术。

电视胸腔镜右肺上叶前段切除术的方法

手术步骤

　　手术操作步骤如下：水平裂、前段静脉、前段动脉、段支气管和肺裂。

要点

◆ 从前到后操作，可减少对肺组织的操作。

◆ 不需要解剖后面，也很少需要肺的操作。

电视胸腔镜右肺上叶前段切除术

第一步：切口

◆ 采用标准切口，主操作口位于上肺静脉的正上方（侧方）（见第 1 章图 1-2）。

第二步：水平裂

◆ **显露**：将肺向后方和偏下方牵拉。

◆ 胸腔镜指向前方，30°镜头指向后方，但要将它回拉接近套管。

◆ 缝合器钉夹打开水平裂的标记是水平裂和斜裂连接处，将缝合器钉钻放置在右肺上叶和右中叶静脉汇合处。

◆ 将缝合器钉砧对准静脉汇合处，不要移动缝合器。使用卵圆钳将肺组织拉向指向肺裂的 4.8mm 内镜缝合器开口内。第一次击发缝合器通常可以打开一半肺裂。

◆ 通过主操作口使用 Metzenbaum 剪沿右肺上叶静脉下面解剖，显露垂直并位于静脉后方的肺动脉。游离动脉表面。

◆ 将缝合器钉砧置于静脉和动脉表面之间以便再次使用缝合器（图 19-1A）。不要移动缝合器。

◆ 打开缝合器开口，使用卵圆钳将肺组织拉入缝合器开口内。

◆ 击发缝合器，完全分离水平裂（图 19-1B）。

第三步：前段静脉

◆ **显露**：将肺直接向正后方牵拉。

◆ 胸腔镜瞄向前方，30°镜头指向后方。

◆ 沿上叶肺静脉的下缘解剖。最下分支来自前段静脉（图 19-2）。

◆ 通过切口 3 使用 Metzenbaum 剪解剖静脉，并用直角钳扩大通道，使缝合器钉砧可以通过（图 19-3）。

◆ 通过切口 4（或切口 3）使用缝合器切断静脉。

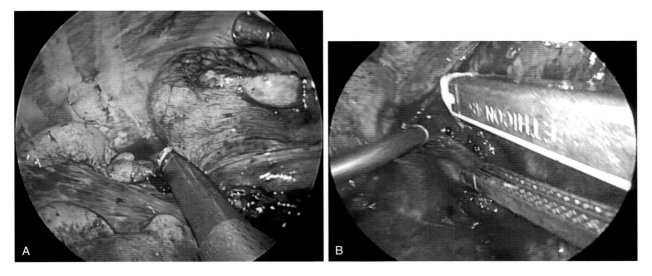

图 19-1 A，放置缝合器钉夹打开水平裂。B，放置缝合器钉砧打开水平裂

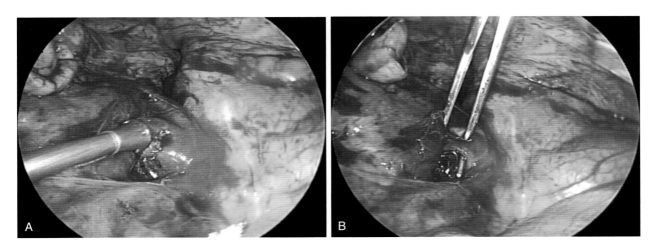

图 19-2 A，肺上叶的静脉。B，将直角钳穿过肺前段静脉并显露静脉后方的动脉

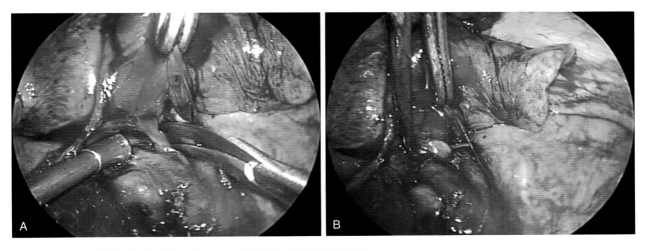

图 19-3 A，使用剪刀游离前段动脉。B，使用直角钳游离前段动脉

第四步：前段动脉

◆ **显露**：将肺向后方和偏下方牵拉。

◆ 胸腔镜瞄向前方，30°镜头指向后方，稍顺时针转动镜头。

◆ 切断静脉后，可以看到前段动脉。

◆ 通过切口 3，使用 Metzenbaum 剪解剖前段动脉。

◆ 支气管在动脉后面。在动脉和支气管之间穿过直角钳，并扩大缝合器通道。

◆ 通过切口 3 或者切口 4，使用血管缝合器切断动脉（图 19-4）。

第五步：前段支气管

◆ **显露**：将肺向后方和偏下方牵拉。

◆ 胸腔镜瞄向前方，30°镜头指向后方。

◆ 摘除肺段支气管表面的第 12 组淋巴结（图 19-5）。

◆ 通过切口 3 使用 Metzenbaum 剪解剖前段支气管。

◆ 在支气管后方有一支进入肺尖段的小动脉。在支气管与该动脉之间穿过直角钳，并扩展钳子为缝合器分离出通道。

◆ 通过切口 4（或切口 3）使用缝合器切断支气管（图 19-6）。

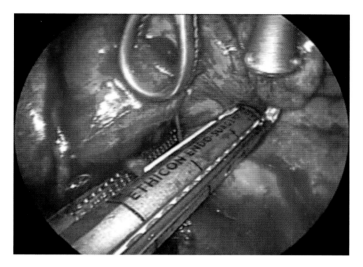

图 19-4　使用缝合器切断前段肺动脉

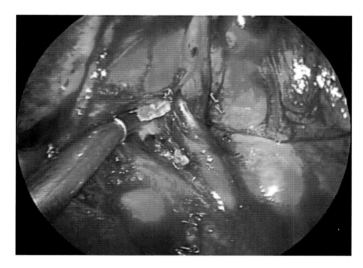

图 19-5　前段支气管表面的段淋巴结

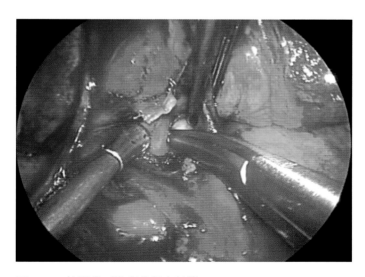

图 19-6　使用剪刀游离前段支气管

第六步：打开前段和尖段之间的肺裂

◆ **显露**：将肺向后方和肺尖部牵拉。

◆ 胸腔镜瞄向前方，30°镜头指向后方。

◆ 使用 4.8mm 内镜缝合器从肺尖段分离肺前段（图 19-7）。

（刘宝东 译）

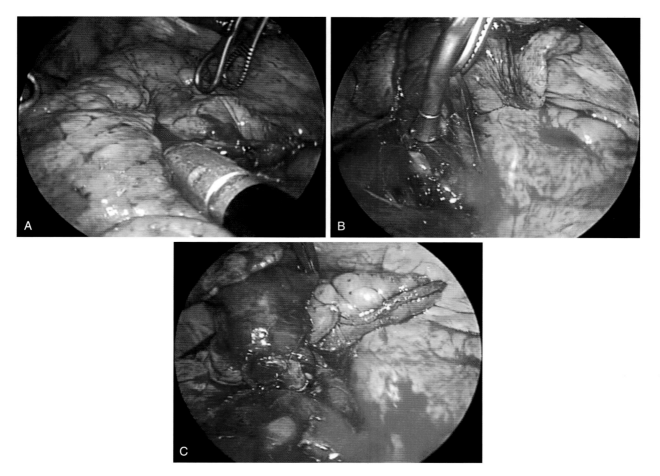

图 19-7　**A**，使用缝合器打开前段和尖段之间的肺裂。**B**，在切断前段肺动脉时，需要保护后段静脉。**C**，打开肺裂，显露支气管

第 **IV** 部分

纵隔和食管手术

第 20 章

电视纵隔镜

Robert J. McKenna, Jr.

引言

纵隔镜是肺癌分期的重要手段。电视纵隔镜的出现使纵隔镜手术的手术质量和安全性大幅度提高。标准电视纵隔镜手术可以完成纵隔淋巴结切除。

电视纵隔镜手术方法

手术步骤

纵隔镜手术可以自下而上或自上而下进行。外科医生通常从下方开始，按以下步骤进行手术：隆嵴下淋巴结、气管前淋巴结、第 4 组淋巴结、第 2 组淋巴结。

要点

◆ 自下而上进行。

◆ 插入纵隔镜之前，用手指钝性分离肿大淋巴结与大血管之间的粘连。

◆ 解剖辨识明确的结构以完成淋巴结的游离。

◆ 助手扶住纵隔镜，以方便术者使用两种器械（活检钳和吸引器头）分离。

电视纵隔镜手术

第一步：切口

◆ 在颈部胸骨切迹上方 1 或 2 横指处做一个长约 2cm 的横切口（图 20-1）。

◆ 用电刀横行切开颈阔肌，然后在带状肌间沿中线垂直切开。

◆ 在肌肉间用闭合的 Kelly 钳沿中线钝性游离以显露气管。

◆ 沿气管表面横向分离。

◆ 将 Army-Navy 牵开器置于筋膜和气管表面之间，并向前抬。

◆ 用手指沿气管表面钝性分离，尽可能进入胸内。

◆ 将手指突破气管前筋膜，尽可能游离淋巴结，这通常是分离肿大淋巴结与血管最安全的方法。

第二步：第 7 组淋巴结

◆ 钝性分离左、右主支气管前表面。

◆ 通常能看到一支从主动脉到达隆嵴的动脉。夹闭此动脉以减少清扫隆嵴下淋巴结中的出血（图 20-2）。

◆ 沿肺动脉后缘进行钝性分离。

◆ 沿左主支气管内侧自下到隆嵴，用钝头吸引器将淋巴结自左向右从食管表面分离。

◆ 同样，沿右主支气管内侧分离。

◆ 将隆嵴下淋巴结牵向右侧以便在淋巴结与食管之间进行钝性分离（图 20-3）。

◆ 取出全部的隆嵴下淋巴结，直到清楚地显露两侧主支气管和食管（图 20-4）。

◆ 在隆嵴下间隙放置止血纱布以止血。

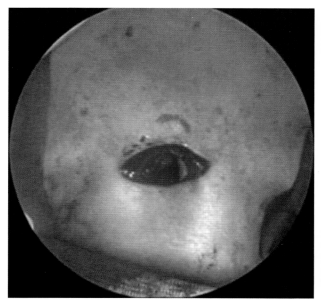

图 20-1 置入纵隔镜的手术切口

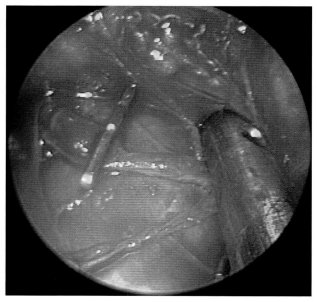

图 20-2 从主动脉至隆嵴的动脉（左侧），如图所示被夹闭

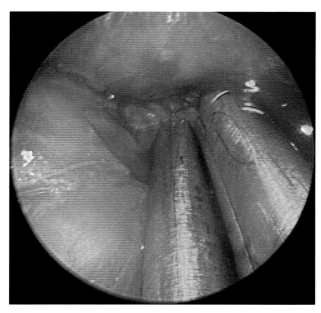

图 20-3 向右侧钳夹隆嵴下淋巴结以便吸引器沿左主支气管内侧分离

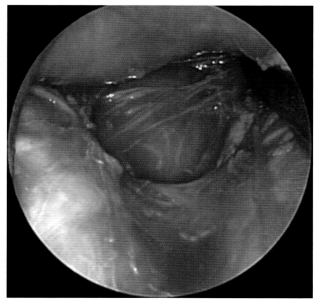

图 20-4 切除淋巴结后的隆嵴下间隙

第三步：左侧第 10 组淋巴结

◆ 沿左主支气管外侧钝性分离，避免压迫左侧喉返神经，术中可以看到喉返神经（图 20-5）。

◆ 钝性游离第 10 组淋巴结，尽可能避免压迫喉返神经。

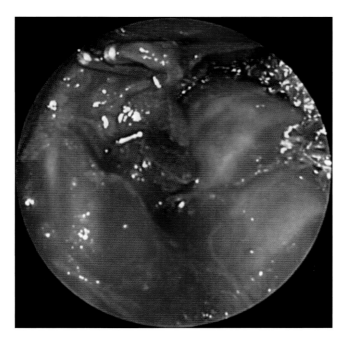

图 20-5　第 10 组淋巴结

第四步：右侧第 10 组淋巴结

◆ 沿右主支气管外侧钝性分离。

◆ 在侧方，沿奇静脉向上腔静脉前方分离。

◆ 沿主支气管取出右侧第 10 组淋巴结。

◆ 在此区域沿肺动脉分离，通常能够看到右肺动脉前干（图 20-6）。

第五步：第 4 组和第 2 组淋巴结

◆ 用活检钳抓住气管下段前方的脂肪组织并向后方牵拉，使之与上腔静脉分离。

◆ 用吸引器头水平钝性分离以辨认上腔静脉。

◆ 取出所有的淋巴结和脂肪组织（图 20-7）。

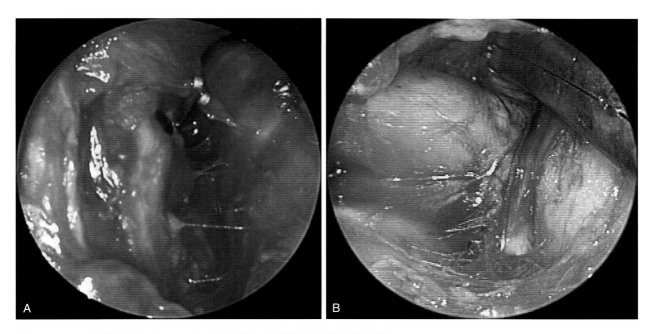

图 20-6　**A**，左侧喉返神经。**B**，右主支气管、奇静脉和右肺动脉前干

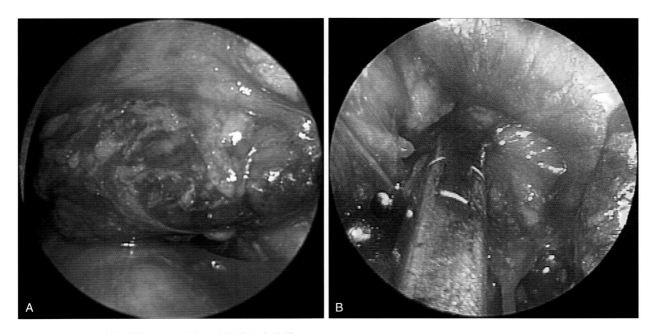

图 20-7　**A**，R4 淋巴结。**B**，显露上腔静脉和奇静脉

◆ 通常有一支自淋巴结汇入上腔静脉的小静脉。辨认并夹闭该小静脉（图 20-8）。

◆ 继续游离直至切除奇静脉和无名动脉之间所有的组织（图 20-9 和图 20-10）。

（陈东红 译）

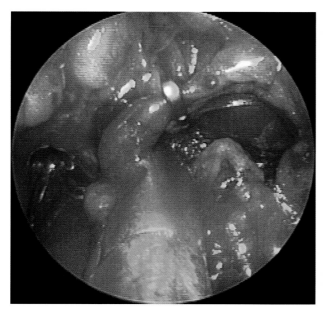

图 20-8 夹闭自淋巴结汇入上腔静脉的静脉

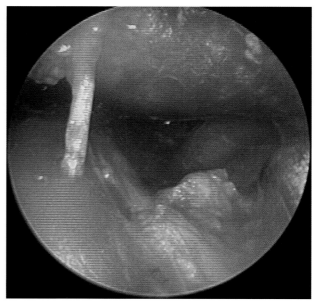

图 20-9 隆嵴至无名动脉之间的间隙

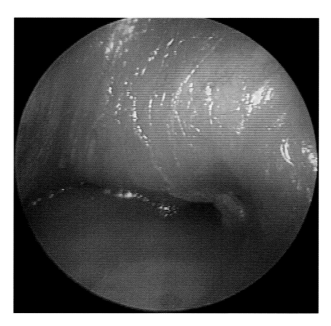

图 20-10 无名动脉

第 21 章

右侧纵隔淋巴结清扫术

Ali Mahtabifard

引言

右侧和左侧纵隔淋巴结清扫分两个章节讨论。进行纵隔淋巴结清扫时不需要增加新的切口，只需使用清扫前的胸腔镜肺叶切除术切口。

电视胸腔镜右侧纵隔淋巴结清扫的方法

手术步骤

右侧纵隔淋巴结清扫手术步骤如下：第 9 组和第 8 组、第 7 组、第 10 组、第 4 组和第 2 组。

要点

- ◆ 右侧隆嵴下淋巴结清扫通常较容易。
- ◆ 离断奇静脉可以使第 4 组和第 2 组淋巴结清扫变得简单。
- ◆ 应尽可能避免在神经附近使用电刀，对令人讨厌的淋巴结清扫面出血通常可以用压迫或止血纱布止血。

电视胸腔镜右侧纵隔淋巴结清扫

第一步：第 9 组和第 8 组淋巴结

- ◆ **显露**：用卵圆钳通过主操作口将右肺下叶向上方牵拉。
- ◆ 胸腔镜向前，30°镜头向下朝向下肺韧带。

◆ 将吸引器和长头电刀从前下方切口放入胸腔，用 Yankauer 吸引器的下弯向下压迫膈肌以保证膈肌远离视野。

◆ 如果膈肌较高或在视野内（这种情况在肥胖的患者常见），于膈肌韧带部分处缝合一条粗线。将缝线穿过为套管准备的切口，将其缝合于皮肤上以牵拉膈肌。

◆ 将下肺韧带向胸膜顶牵拉，可以显露第 9 组淋巴结。

◆ 用长头电刀自下而上松解下肺韧带达下肺静脉水平，如图 21-1 所示。将吸引头靠近电刀头以吸除产生的烟雾。

◆ 切断下肺韧带后取出第 9 组淋巴结。

第二步：第 7 组淋巴结

◆ **显露**：将卵圆钳通过主操作口将右肺下叶向上方牵拉。

◆ 胸腔镜向前，30°镜头向下朝向下肺韧带。

◆ 使卵圆钳通过下方切口和主操作口，将右下叶牵向内侧朝向心脏。

◆ 胸腔镜向后，30°镜头朝向食管。

◆ 使剪刀通过前切口放入胸腔，如图 21-2 所示，剪开后纵隔胸膜。小心切开与肺实质交界处的胸膜，然而很容易向后偏向食管，但是应尽量避免，因为损伤食管肌层会导致令人讨厌的出血。

◆ 在该步骤中，切除食管旁第 8 组淋巴结。

◆ 可以通过任何切口使多种手术器械进入胸腔，通过主操作口取出切除的淋巴结。如果切除的淋巴结已经发生转移，通过小切口取出时可能将癌细胞挤入周围组织，导致切口种植转移。

◆ 此时，可以清楚地看到下肺静脉和中间干支气管后缘。

◆ 沿中间干支气管边缘游离，最后到达隆嵴下淋巴结区。联合钝性和锐性分离，清扫第 7 组淋巴结。清扫的平面包括：后方为食管，前方为心包，上方为隆嵴。

◆ 夹闭或电凝通常在隆嵴下出现的支气管动脉。

◆ 完全切除隆嵴下区淋巴结后，可以看到左、右侧主支气管（图 21-3）。

◆ 于隆嵴下区填塞折叠的止血纱布以减少渗出。

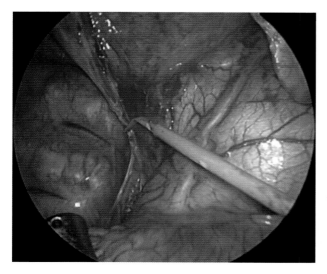

图 21-1　通过前下方切口拉紧并电凝切开下肺韧带

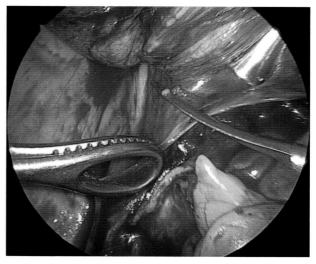

图 21-2　下肺静脉和中间干支气管的后缘

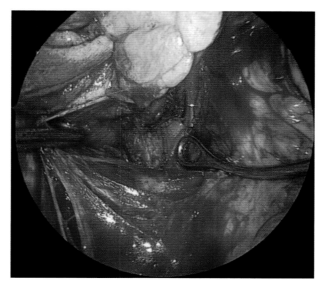

图 21-3　剪开与肺实质交界处的后纵隔胸膜，将剪刀通过前切口进入胸腔

第三步：第 10 组淋巴结

◆ **显露**：使用长弯卵圆钳将右肺上叶（如之前未实施右肺上叶切除）牵向下后方。通过前下方的切口用卵圆钳将右肺中叶和下叶向后方牵引。如果已实施了右肺上叶切除术，则将卵圆钳通过前下切口，向后牵拉中下叶。在此显露过程中，经过主操作口清扫第 10 组、第 4 组、第 2 组和第 3 组淋巴结。

◆ 胸腔镜向前，30°镜头朝向肺门上方区域。

◆ 辨认由右肺门上缘、奇静脉和上腔静脉组成的三角形区域（图 21-4）。

◆ 使 Metzenbaum 剪通过前切口沿上述解剖结构打开胸膜，开始清扫纵隔淋巴结。

◆ 联合应用剪刀锐性分离和吸引器钝性分离并切除第 10 组区域内所有的软组织。

◆ 将所有切除的组织通过主操作口取出，以防其中有肿瘤细胞。

◆ 由于静脉越过肺门上方，所以在后侧锐性游离静脉表面，可以显露出右肺动脉前干。切除此区域淋巴结后（图 21-5），如果需要行右上叶切除，则钝性游离前干和右主支气管。

第四步：第 4 组和第 2 组淋巴结

◆ **显露**：同第三步。

◆ 胸腔镜位置不变。

◆ 打开奇静脉上方与上腔静脉平行的纵隔胸膜。辨认上腔静脉外侧的膈神经（图 21-6），为了避免损伤膈神经，可转动剪刀头，以便可以看到膈神经（图 21-7）。

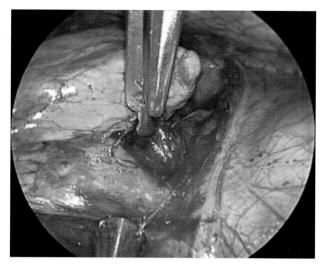

图 21-4　可见第 10 组淋巴结位于右肺门上缘、奇静脉和上腔静脉构成的三角形区域内。清扫该淋巴结有利于随后为右肺上叶切除进行的前干动脉的游离

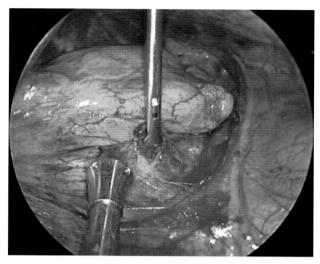

图 21-5　切除叶淋巴结后有助于显露肺动脉分支

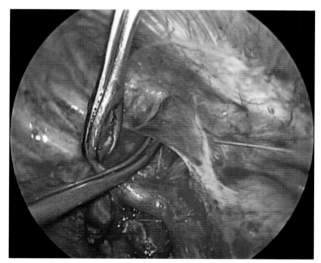

图 21-6　很容易辨认膈神经

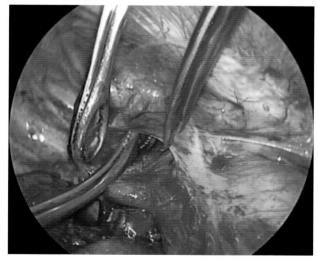

图 21-7　打开纵隔胸膜，可见 Metzenbaum 剪刀头和膈神经

◆ 使直角钳通过主操作口游离奇静脉（图 21-8）。

◆ 通过后切口置入血管缝合器并离断奇静脉（图 21-9）。

◆ 联合钝性和锐性游离，清除上腔静脉、升主动脉心包和从肺动脉到无名动脉水平的气管之间的所有软组织，包括所有第 4 组和第 2 组淋巴结。显露后侧的迷走神经但不切断（图 21-10）。

◆ 将卵圆钳通过主操作口或后切口置入胸腔抓住每一组淋巴结，并向后牵拉从而使其与上腔静脉分离（图 21-11）。用电刀游离以减少出血。

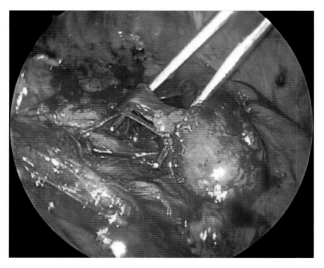

图 21-8　用直角钳游离奇静脉

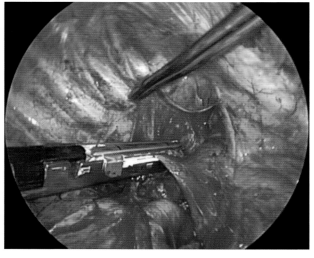

图 21-9　通过后切口置入血管缝合器并离断奇静脉，有利于切除第 4 组淋巴结

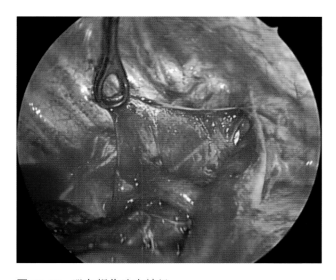

图 21-10　避免损伤迷走神经

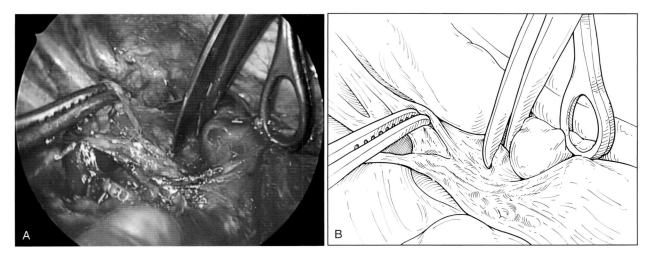

图 21-11　**A** 和 **B**，使每一组淋巴结与上腔静脉分离，并用剪刀或电刀切断淋巴结。在此区域使用电刀时应格外小心

◆ 通常有一支引流第4组淋巴结至上腔静脉的小静脉，术中应确认此静脉并予以夹闭（图21-12）。

◆ 用同样方法继续向头侧游离并切除第3组和第2组淋巴结（图21-13）。

◆ 与开胸手术相比，通过电视胸腔镜实施纵隔淋巴结清扫常可提供更加清晰的视野。

◆ 完成全部淋巴结清扫后，气管周围是裸露的，重要的解剖学标志均清晰可见（图21-14）。

◆ 在此区域的上部解剖时应尽量减少使用电刀以免导致喉返神经损伤。将止血纱布折叠后填塞于此空间以减少出血（图21-15）。

（陈东红　译）

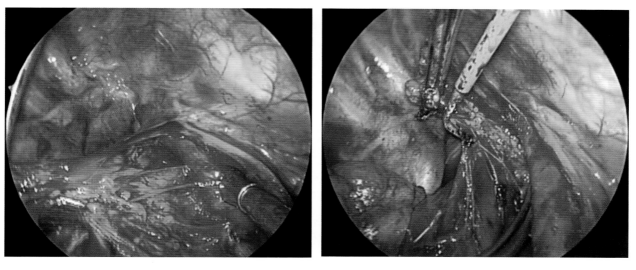

图 21-12 有时，有一支引流第 4 组淋巴结至上腔静脉的小静脉，最好将其夹闭和切断

图 21-13 继续向头侧游离并切除第 3 组和第 2 组淋巴结

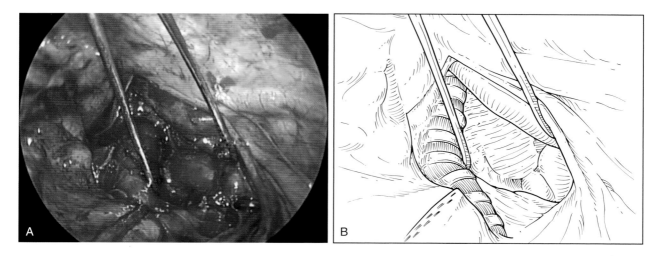

图 21-14 **A** 和 **B**，完成淋巴结清扫后，重要的解剖学标志如图所示

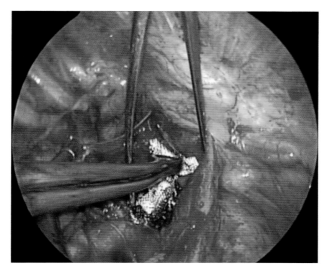

图 21-15 将止血纱布填塞入淋巴结清扫床以减少出血

第22章

左侧纵隔淋巴结清扫术

Seth D.Force

引言

纵隔淋巴结清扫术是所有肺癌手术中的重要组成部分。所有类型的肺癌切除手术（包括楔形切除术、肺段切除术、肺叶切除术和全肺切除术）均应实施纵隔淋巴结清扫，以确保准确的肿瘤分期和可能的治疗益处。左侧纵隔淋巴结清扫应该包括第5组（主动脉弓下，位于主动脉和左肺动脉干之间）、第6组（主动脉旁，位于升主动脉和主动脉弓左侧）、第7组（隆嵴下）、第8组（食管旁）和第9L组（下肺静脉）淋巴结。电视胸腔镜由于可以非常清楚地显示主肺动脉窗淋巴结，在一些医学中心已经取代前纵隔切开术（即 Chamberlain 手术）对主肺动脉窗淋巴结进行活检。

电视胸腔镜左侧纵隔淋巴结清扫的方法

手术步骤

纵隔淋巴结清扫可以在肺切除手术后进行，也可以在肺切除手术前进行，因为淋巴结清扫可以使解剖变得更加清楚，从而使肺叶切除手术变得更加容易。纵隔淋巴结清扫还能帮助筛选出应该首先接受新辅助化疗之后再接受肺切除手术的Ⅲ期肺癌病例。第9组淋巴结是个例外，它经常在松解下肺韧带时被切除，而第10组淋巴结经常在游离支气管时被切除。美国淋巴结图谱没有将第10组淋巴结归为纵隔淋巴结，在这里提到它是因为有别于其他N1淋巴结，如果标准肺叶切除手术不实施细致的纵隔淋巴结清扫可能会漏掉这组淋巴结。

要点

◆ 纵隔淋巴结清扫通过标准的 5mm 或 10mm 胸腔镜切口，采用 30° 胸腔镜（图 22-1）。

◆ 用小卵圆钳抓住易碎的淋巴结，如果仅抓住一部分容易使淋巴结碎成几块。也可以在清扫过程中使用长 Allis 钳夹住。

◆ 使用标准电刀或超声刀分离。部分覆以 Teflon 的电刀可避免损伤周围结构。在一些特定区域，在清扫淋巴结的过程中非常容易损伤其附近结构：

  ▲ 第 7 组：食管和主支气管。应将迷走神经保留在食管侧并且可以作为清扫第 7 组淋巴结时后方的解剖标志。

  ▲ 第 9 组：松解下肺韧带时为避免损伤食管，应紧贴肺实质进行游离。切除第 9 组淋巴结时有损伤下肺静脉的风险。

  ▲ 第 5 组和第 6 组：应避免损伤左侧喉返神经、左侧膈神经、左肺动脉干和主动脉。

◆ 来自淋巴结和支气管动脉的出血可以在清楚显露后电凝止血。盲目地使用电刀将出血处焦化不是一个值得提倡的方法，因为可能导致附近结构的损伤。使用小块的外科止血纱布压迫止血可以提供更好的视野以便控制任何淋巴结血管的出血。

◆ 所有患者均应接受完全性淋巴结清扫，即便已经确认存在某一区域淋巴结转移也不应放弃纵隔淋巴结清扫。

电视胸腔镜左侧纵隔淋巴结清扫

第一步：第 9 组淋巴结

◆ **显露**：将肺向上牵拉。

◆ 胸腔镜向后，30° 镜头朝向内侧指向下肺韧带。

◆ 清扫包括左侧第 5、第 6、第 7 和第 9 组淋巴结。

◆ 松解下肺韧带时，清扫第 9 组淋巴结。

◆ 通过下方前切口或后切口将左下叶肺向头侧牵拉（图 22-2）。如果膈肌影响下方韧带显露的话，用卵圆钳顺着胸腔镜切口（通过同一切口）将膈肌向下方压。

◆ 用电刀通过前切口或后切口松解下肺韧带（图 22-3）。

◆ 下肺韧带松解后可以清楚地显露第 9 组淋巴结和与之相邻的下肺静脉（图 22-4）。

◆ 紧贴淋巴结游离以免损伤食管和下肺静脉。

◆ 行左肺下叶切除术时，沿左下肺静脉钝性游离贴近肺实质的淋巴结，使其附着在要切除的肺静脉一侧。

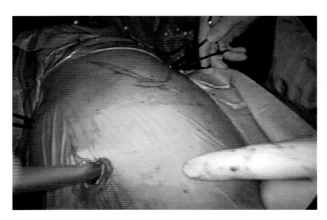

图 22-1　切口位置

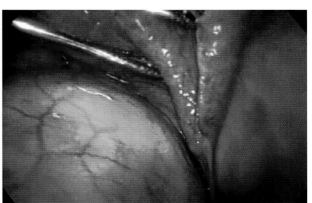

图 22-2　将左肺下叶向上牵拉

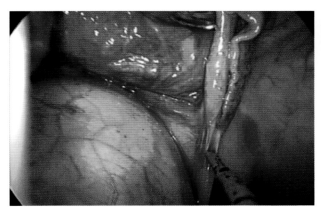

图 22-3　松解左下肺韧带

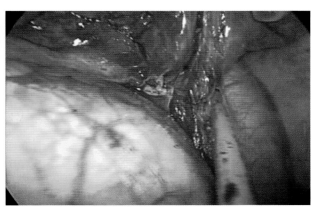

图 22-4　左侧第 9 组淋巴结

第二步：第 5 组和第 6 组淋巴结

◆ **显露**：将肺向下方和后方牵拉。

◆ 胸腔镜向下，30°镜头朝向前方且稍向下。

◆ 可以在肺切除后实施第 5 组和第 6 组淋巴结清扫。也可以在肺叶切除术前实施第 5 组和第 6 组淋巴结清除，可以使肺血管解剖更加清楚，在肺叶切除术中容易解剖血管（参考第 11 章）。

◆ 第 5 组淋巴结位于主动脉弓下，在主动脉和左肺动脉干之间。

◆ 第 6 组淋巴结是主动脉旁淋巴结，位于升主动脉和主动脉弓左侧。

◆ 偶尔，增大的第 5 组和第 6 组淋巴结掩盖了左上叶肺动脉分支，从而在肺切除时需要一并将其切除。

◆ 通过后操作孔将肺牵向下方，通过前切口切除第 5 组和第 6 组淋巴结。

◆ 提起靠近左肺动脉干的纵隔胸膜边缘，切除其深面软组织中的淋巴结（图 22-5）。

◆ 靠近淋巴结进行分离以避免损伤膈神经、喉返神经和左肺动脉干。

◆ 通过前切口用小卵圆钳取出切除的淋巴结（图 22-6）。

第三步：第 7 组和第 10 组淋巴结

◆ **显露**：将肺牵向前方。

◆ 胸腔镜向下，30°镜头朝向后下方。

◆ 通过后操作孔，于隆嵴下区域接近第 7 组淋巴结。

◆ 通过后操作孔应用内镜钳轻柔地向后牵拉主动脉和食管，显露隆嵴下区域。

◆ 通过前切口将肺牵向前方（图 22-7）。

◆ 在后肺门区域用电刀沿左下叶支气管和左主支气管下缘打开胸膜。

◆ 通过前切口用另一卵圆钳向前牵拉左主支气管。

◆ 可见主动脉和左主支气管之间隆嵴下区域的第 7 组淋巴结（图 22-8）。

◆ 通过前切口或后操作孔用卵圆钳夹住淋巴结，用电刀分离周围附着的组织。

◆ 第 10 组淋巴结位于气管 - 支气管夹角处，并沿左主支气管走行。清扫第 7 组淋巴结时，从后侧清扫第 10 组淋巴结。

（陈东红 译）

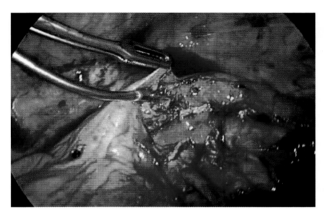

图 22-5 左侧第 5 组和第 6 组淋巴结

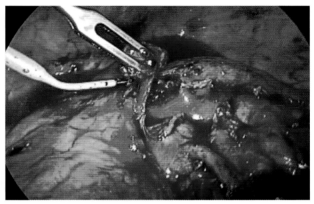

图 22-6 去除第 5 组和第 6 组淋巴结

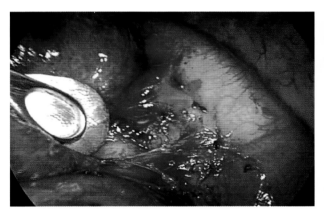

图 22-7 将左肺牵向前方显露后肺门和隆嵴下区域

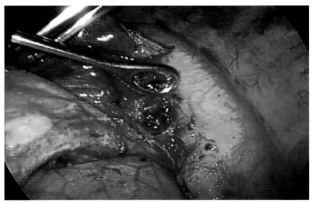

图 22-8 去除第 7 组淋巴结

第 23 章

电视胸腔镜食管游离

Robert J. McKenna, Jr.

引言

电视胸腔镜食管游离提供了通过微创外科技术完成肿瘤切除手术的优势。虽然大多数电视胸腔镜外科操作要求患者取侧卧位，但俯卧位对后纵隔结构的手术有几个优势。因为在俯卧位时肺组织由于重力原因下垂在术野之外，而不需要像侧卧位时需要将肺组织牵开；手术仅需要 3 个切口即可完成；游离平面包括奇静脉、主动脉、心包、椎体和气管；有足够的空间实施肿瘤彻底切除和完全性纵隔淋巴结清扫。

电视胸腔镜食管游离手术的方法

手术步骤

手术步骤如下：在心包表面游离，沿奇静脉和主动脉解剖，切除隆嵴下淋巴结，夹闭胸导管，切断奇静脉，于胸膜顶游离食管。

要点

◆ 患者仰卧位实施食管 - 胃 - 十二指肠镜检查，之后将患者以俯卧位固定在手术床上。

◆ 在胸腔内自下而上游离。

◆ 首先自心包表面游离，因为如果先沿奇静脉开始游离，游离食管后方后再分离心包层面时，食管会发生下垂从而影响游离。

电视胸腔镜食管游离

第一步：食管镜检查和体位

◆ 患者仰卧在检查床上，行食管-胃-十二指肠镜检查。

◆ 患者以俯卧位躺在手术床上，胸骨下方垫枕使身体离开手术床，以便将患者整个背部消毒。在右侧，消毒范围前侧应超过腋前线。

第二步：切口

◆ 切口1：在腋中线第5肋间做一个5mm切口，主要用做观察孔。

◆ 切口2：在腋后线第7肋间做一个1cm切口。

◆ 切口3：在腋后线第3肋间做一个5mm切口。

◆ 向胸腔内注入二氧化碳促使肺萎陷。

第三步：游离食管前方

◆ **显露**：由于重力的原因肺垂向下方，在术野之外。

◆ 胸腔镜向下，镜头指向下肺韧带。

◆ 通过切口3置入胸腔镜。

◆ 将下肺韧带向前上方提起，通过切口2使用超声刀或电刀切断下肺韧带。

◆ 沿心包表面、右中间干支气管和左主支气管游离食管。切除隆嵴下淋巴结，分别送病理科检查。

◆ 用抓钳通过切口1向上提起食管（图23-1）。

第四步：游离食管后方

◆ **显露**：提起食管，远离奇静脉。

◆ 胸腔镜向下，30度镜头朝向后方。

◆ 从切口2置入超声刀，游离食管和奇静脉。

◆ 将食管拉向前方可以看到主动脉。继续沿主动脉表面游离，辨认起源于主动脉的食管固有动脉，夹闭后将其切断或用超声刀切断。食管中段被完全游离后继续向膈肌方向分离。

◆ 切开与膈肌平行的远端食管处胸膜，通过切口2使用大号内镜血管夹夹闭胸导管（图23-2）。

◆ 通过切口2，使用内镜血管夹钳夹闭食管侧方与膈肌平行的所有组织（图23-3）。

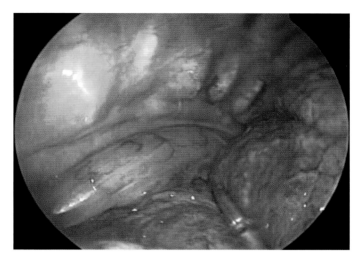

图 23-1 患者取俯卧位,开始显露食管

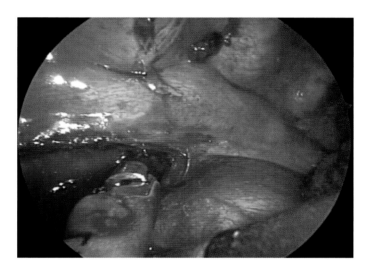

图 23-2 游离食管前方

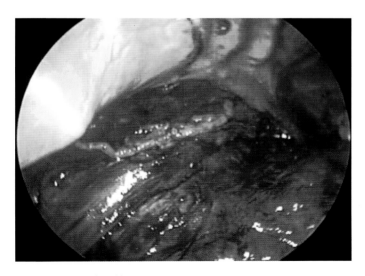

图 23-3 夹闭胸导管

第五步：游离食管近端

◆ **显露**：由于重力原因，肺垂向前。

◆ 胸腔镜向后，30°镜头指向上方。

◆ 使用超声刀游离由前向后汇入上腔静脉的奇静脉。当将其完全游离后，通过切口 2 使用缝合器切断奇静脉（图 23-4）。

◆ 用抓钳通过切口 3 向上提起食管，显露气管后壁，用超声刀切开胸膜和食管前壁的组织（图 23-5）。

◆ 用抓钳将食管向前牵拉使其离开脊柱，显露食管后壁，以使超声刀切开胸膜和食管后壁与椎体之间的剩余组织，可继续向上游离至颈部（图 23-6）。

（陈东红 译）

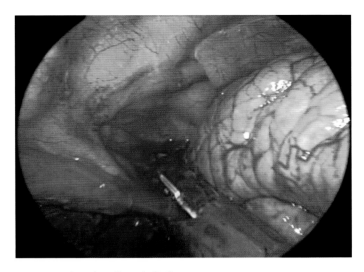

图 23-4　将缝合器绕过奇静脉

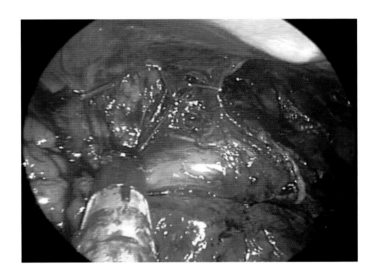

图 23-5　夹闭食管侧方靠近膈肌的组织

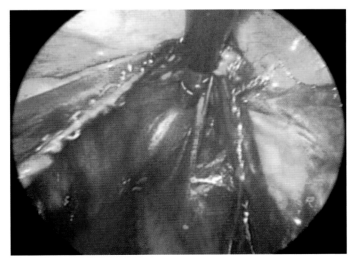

图 23-6　游离食管至颈部

第 24 章

机器人辅助二期三野食管淋巴结清扫术

James T.Wu和Kemp H.Kernstine

引言

达·芬奇机器人系统由三部分组成：术者操作台，由机器人摄像系统和三个机械臂组成的机器人手臂平台，连接操作台和机器人手臂的电子连接系统（图 24-1）。

机器人辅助食管淋巴结清扫手术的方法

手术步骤

手术步骤如下：在胸部手术阶段：患者体位，切口选择，设备安装，食管整块游离和广泛淋巴结清扫，颈部淋巴结清扫，胸导管结扎以及放置胸腔引流管；在腹腔手术阶段：患者体位，切口选择，设备安装，放置十二指肠营养管，腹腔干淋巴结清扫，制作管状胃以及食管 – 胃吻合。

要点

◆ 手术室要随时准备好开胸手术器械。

◆ 随时准备好纱布钳和止血纱布，以备紧急使用（图 24-2）。

◆ 持续向胸腔内注入二氧化碳，以便于开展机器人手术。维持胸腔内二氧化碳压力在 10 ~ 15mmHg，以减少静脉血回流以及保持心脏顺应性。

◆ 通过高清摄像系统的放大作用可以清晰地显示小淋巴管，将其夹闭或用超声刀切断。

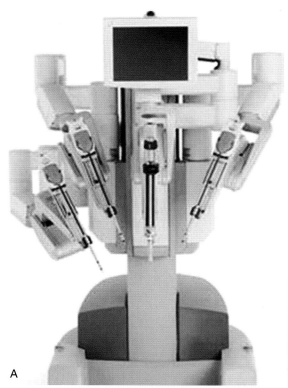

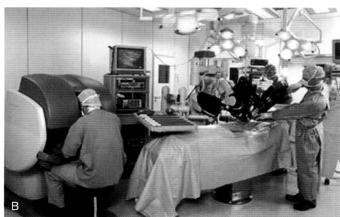

图 24-1 **A**，达・芬奇手术系统。**B**，典型的手术室组成

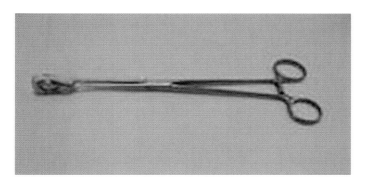

图 24-2 夹止血纱布的卵圆钳

机器人辅助食管淋巴结清扫手术

第一步：胸部手术阶段的患者体位

◆ 对患者行双腔气管插管。患者侧卧躺在手术床上，面部稍偏向下，并被固定在手术床上。

◆ 将右臂前伸并紧贴耳面部，肘部低于右侧肩关节平面，垫好固定。

◆ 将手术床尽可能向前倾斜以使患者俯卧 30°～ 45°（图 24-3）。

第二步：胸部手术阶段切口位置

◆ 在右胸前外侧共需做 5 个切口：在腋后线第 5 或第 6 肋间切口放入直径 12mm 的套管，于腋后线肩胛骨前缘第 3 或第 4 肋间切口放入直径 8mm 的套管用于右机械臂，于腋后线第 7 或第 8 肋间切口放入另一个直径 8mm 的套管用于左机械臂（图 24-4）。

◆ 腋前线有两个辅助切口：第 3 肋间直径为 5mm 的切口，以及第 6 或第 7 肋间切口直径为 12mm 的切口；上切口用于放入吸引器和抓持器械，下切口用于放入扇形肺牵开器、吸引器以及抓持器械，并用于置入结扎胸导管的缝线。

第三步：胸部手术阶段的设备安装

◆ 移动机器人系统就位。通过 8mm 的套管放入两个机械臂，通过直径 12mm 的套管放入 0° 胸腔镜（图 24-5）。

◆ 向胸腔内充入二氧化碳至压力为 10mmHg，以减少电刀产生的烟雾和使肺组织萎陷远离术野。

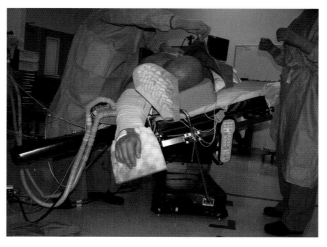

图 24-3　患者双腔气管插管，身体取左侧卧位并稍偏向前

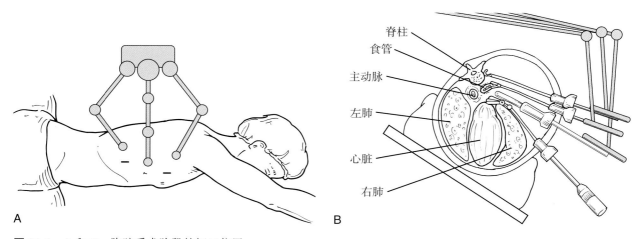

A

B

脊柱
食管
主动脉
左肺
心脏
右肺

图 24-4　**A** 和 **B**，胸腔手术阶段的切口位置

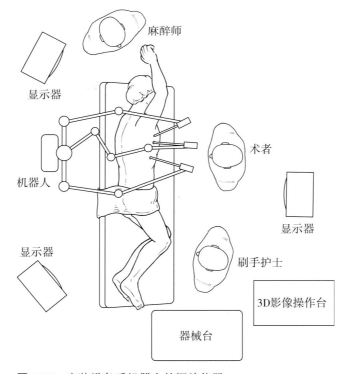

麻醉师

显示器

术者

机器人

显示器

显示器

刷手护士

3D影像操作台

器械台

图 24-5　安装设备后机器人的摆放位置

第四步：食管整块游离和广泛淋巴结清扫

◆ **显露**：将胸腔镜朝向心包凸起处，正位于下肺静脉上。

◆ 胸腔镜在 0° 位置。

◆ 用 Hook 电钩和（或）超声剪和 Caudier 抓钳（Intuitive Surgical，Sunnyvale，Calif）开始在心包凸起处食管前缘游离，向头侧游离至下肺静脉上方（图 24-6）。

◆ 继续向下游离至食管裂孔。为了接近下食管旁淋巴结，需要松解下肺韧带和粘连的肺，可清楚地显露心包、食管裂孔和左侧胸膜（图 24-7）。

◆ 清除双侧的肺门淋巴组织，使其与被切除的食管连在一起（图 24-8）。

◆ 切除主动脉 - 脊柱 - 奇静脉周围淋巴结，必要时将胸导管一起整块切除。

◆ 继续沿奇静脉游离，如果奇静脉未受侵可以将其保留。

第五步：颈部淋巴结清扫

◆ **显露**：将胸腔镜朝向胸廓入口。

◆ 胸腔镜在 0° 位置。

◆ 将奇静脉以上食管和其周围组织一并游离至胸膜顶，最好达到颈部。在预计切除区域的上方用 Hook 电刀切开纵隔胸膜。用超声刀清扫气管和右侧迷走神经周围淋巴结，可减少电刀潜在的喉返神经损伤。

◆ 彻底清扫气管后方和右侧淋巴组织，清扫胸段气管周围和食管周围的颈部间隙组织，继续向上游离至胸廓入口以上直至喉软骨下缘（图 24-9）。

第六步：结扎胸导管

◆ **显露**：将胸腔镜朝向食管裂孔

◆ 胸腔镜在 0° 向下的位置。

◆ 在膈肌水平，用 8mm 长、2-0 Ethibond 缝线三重结扎位于奇静脉和主动脉之间包括胸导管在内的所有组织。

第七步：放置引流管

◆ 在胸部手术结束时，放置两根引流管：通过下方套管将 19F 圆形硅胶引流管（Blake，Ethicon Incorporated，Johnson & Johnson）放置在膈肌表面，通过上方套管将 15F 引流管放置在胸腔上方（图 24-10）。

◆ 取出机械臂，移走机器人系统。

◆ 用带有 SH 针的 3-0 Vicryl 缝线缝合胸部切口。

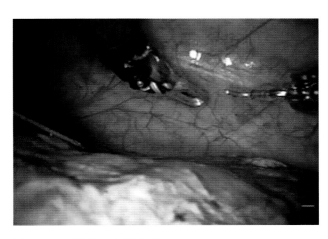

图 24-6 开始游离中段食管

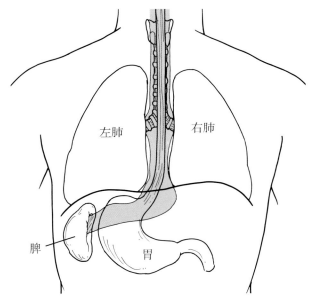

图 24-7 从后方显示将食管周围淋巴结与食管一起整块切除。阴影部分表示预计切除的范围。外科手术的目的是广泛、连续切除食管周围所有的淋巴组织

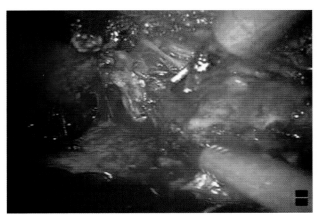

图 24-8 隆嵴下和肺门淋巴结清扫

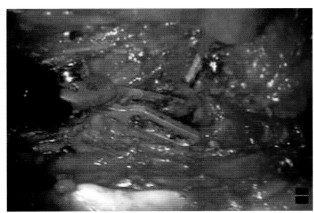

图 24-9 解剖胸廓入口

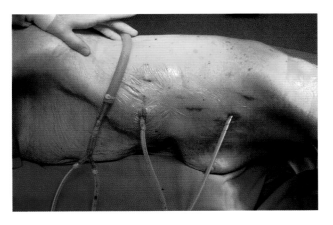

图 24-10 放置胸腔闭式引流管

第八步：游离颈段食管

◆ 患者取仰卧位，改为单腔插管。将头部后仰并偏向右侧，显露左侧颈部。

◆ 将上肢置于身体两侧，双腿并拢。

◆ 在左锁骨内侧上方 3cm 处的左颈部做一个长约 5cm 的横行稍斜切口。

◆ 继续向深面、向脊柱内侧游离，横断肩胛舌骨肌以便更好地暴露。

◆ 用橡胶引流管套过已经游离的食管，用蘸有抗生素的开腹纱垫盖住颈部切口，以免二氧化碳从胸腔溢出。

◆ 由于先前胸腔内的游离，可以轻松地将颈段食管从颈部切口拉出。

第九步：腹部手术阶段患者体位

◆ 患者仰卧在手术床上，双上肢置于身体两侧，双腿并拢。

第十步：腹部手术阶段切口位置

◆ 腹部共需做 6 个切口。有两个位于左、右两侧锁骨中线肋缘下 8cm、用于机械臂的 8mm 切口。紧贴脐上方做一个 12mm 切口用于放置腹腔镜。机器人的每个机械臂之间的距离保持在 10 ~ 12cm（图 24-11）。

◆ 在两侧腋前线肋骨下缘分别做 5mm 切口。另一个 12mm 切口在右侧锁骨中线脐水平（图 24-11）。

第十一步：腹部手术阶段设备安装

◆ 将机器人系统移动到位。通过 8mm 的套管放入机械臂，通过前述 12mm 的观察切口向下放入 30° 腹腔镜。

◆ 向腹腔内充二氧化碳至压力为 15mmHg。

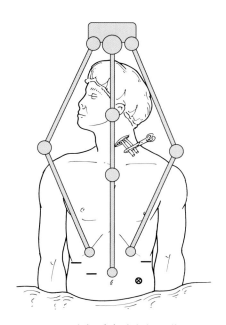

图 24-11　腹部手术阶段切口位置

第十二步：放置空肠营养管

◆ 在游离胃前，在距离 Treitz 韧带 20cm 处放置腹腔镜空肠营养管，并经皮放置 15F T 形 引 流 管（Ross Flex iflow Lap J，Ross Products Division，Abbott Laboratories，Columbus，Ohio）。

第十三步：清扫腹腔干淋巴结

◆ **显露**：将胸腔镜朝向食管裂孔。

◆ 置胸腔镜在 30° 向下的位置。

◆ 清扫淋巴结，从脾门开始沿脾动脉向胃左动脉起始部游离，沿肝总动脉向上游离，直至胸部手术阶段的游离平面。

第十四步：制作管状胃

◆ **显露**：将胸腔镜朝向食管裂孔。

◆ 置胸腔镜在 30° 向下的位置。

◆ 通过右侧 5mm 切口放置肝牵开器显露食管裂孔。

◆ 自肝下缘向上至食管裂孔用超声刀切断小网膜。离断胃短动脉，但要保护位于横结肠系膜处与胃网膜右静脉完全伴行的胃网膜右血管弓。

◆ 游离幽门周围组织使其能够自由地靠近食管裂孔，无须附加幽门成形手术。

◆ 自胃右动脉起始部上方 4～5cm 处沿胃小弯清除胃壁周围组织。

◆ 使用可以击发 8～10 次的 Ethicon 45mm×4.1mm 直线型内镜缝合器制作一个 4cm 宽（从胃大弯开始）的由胃网膜右动脉供血的管状胃（图 24-12）。

◆ 将管状胃最头端与食管下端最远心端缝用两个距离较远的 "8" 字缝合固定（图 24-13）。

◆ 暂时停止通气和胸腔引流吸引，将颈部食管套带经颈部切口拉出切除标本。

◆ 将腹腔内管状胃前部浆膜用 3-0 缝线缝合两个 "8" 字，缝合到食管裂孔脚，以减少术后管状胃旁疝的发生。

◆ 将机器人系统移开，以便靠近左侧颈部切口。用 3-0 Vicryl 缝线缝合腹部套管位置的切口（图 24-14）。

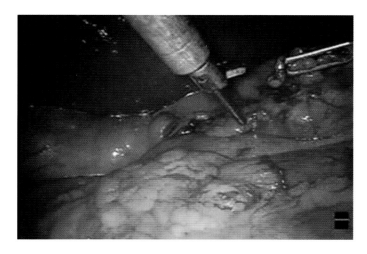

图 24-12　制作管状胃

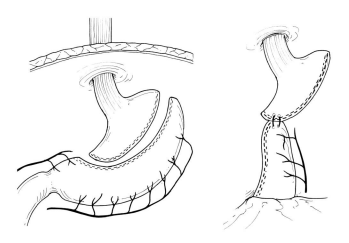

图 24-13　缝合固定管状胃头端与食管下端最远端

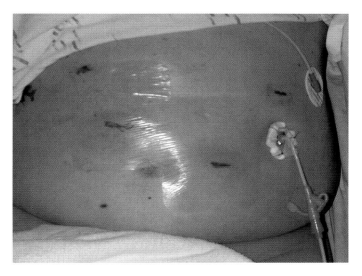

图 24-14　完成腹腔手术阶段

第十五步：食管 – 胃吻合

- 在左侧颈部切口切断食管实施食管 – 胃吻合。应用 45mm×4.1mm 直线型内镜缝合器和 60mm×4.1mm 横形缝合器分别实施食管 – 胃侧侧吻合和功能性端端吻合，形成一个（4～5）cm×6cm 大小的三角形吻合口（图 24-15）。

- 在吻合完成前小心地将鼻胃管通过吻合口。

- 于颈阔肌下方的颈部放置一个柔软的多孔引流管，以避免污染吻合口周围。

- 间断用 3-0 Vicryl 缝线缝合颈部切口。愈合后的颈部切口如图 24-16 所示。

（陈东红 译）

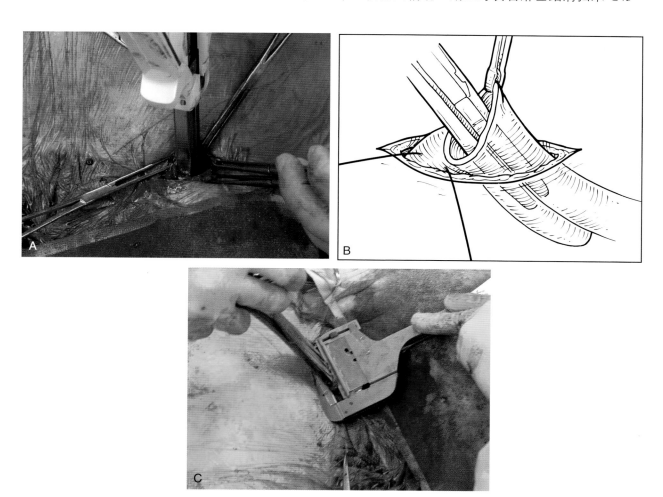

图 24-15 A ~ C，颈部食管 – 胃吻合

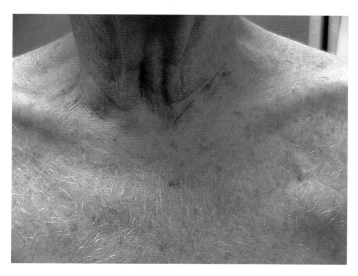

图 24-16 愈合的颈部切口

第 25 章

电视胸腔镜胸腺切除术

Scott J.Swanson

引言

电视胸腔镜胸腺切除术对重症肌无力患者和直径小于 4cm 且无明显外侵的胸腺瘤患者来说是一种很好的手术方式。通常需要在右胸做三个切口，但如果左侧膈神经显露困难，就需要在左侧靠近胸骨做一个小切口。

电视胸腔镜胸腺切除术的方法

手术步骤

手术步骤如下：心包脂肪垫，膈神经前方胸膜，胸腺右下极，打开左侧胸膜和胸腺左下极，左和右胸腺上极。

要点

◆ 从右向左，自下而上。
◆ 无须牵拉肺组织。

电视胸腔镜胸腺切除术

第一步：三个右胸切口

◆ 患者仰卧于手术床上，右臂悬吊于头上，右侧肩背部垫枕（即与脊柱垂直，与肩部水平，与臀部水平）（图 25-1）。
◆ 做切口
  ▲ 切口 1：沿锁骨中线在第 8 肋间做观察孔。
  ▲ 切口 2：在乳房内侧（锁骨前线）第 4 肋间做操作孔。
  ▲ 切口 3：在乳房内侧（锁骨前线）第 5 肋间做操作孔。
  ▲ 切口 4（可选）：在左锁骨前线第 7 肋间。

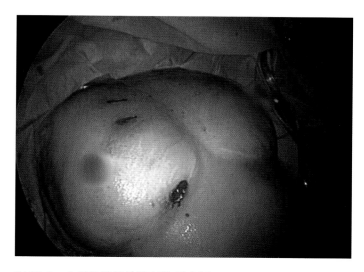

图 25-1 电视胸腔镜胸腺切除手术切口

第二步：开始游离

◆ **显露**：肺因重力作用垂向后侧，在视野之外。

◆ 胸腔镜向上，镜头指向纵隔。

◆ 用抓钳通过切口 3 提起膈神经前方的胸膜。用超声刀平行于膈神经前方约 2mm 打开纵隔胸膜（图 25-2A）。

◆ 继续向上游离纵隔胸膜直至上腔静脉的起始处，此处是左、右无名静脉汇合处（图 25-2B）。

第三步：切除胸腺右下极

◆ **显露**：肺因重力作用垂向后侧，在视野之外。

◆ 胸腔镜向上，镜头指向纵隔。

◆ 用卵圆钳通过切口 2 提起胸腺，用内镜钳（Ethicon Endosurgery）从心包表面钝性分离胸腺下极（图 25-3A）。

◆ 如遇到有血管粘连，用超声刀（Ethicon Endosurgery）将其切断（图 25-3B）。

◆ 用超声刀切断或者用内镜钳钝性清扫与右胸腺下极连接的膈肌表面脂肪。

◆ 继续游离至中线（即胸骨水平）（图 25-3C）。

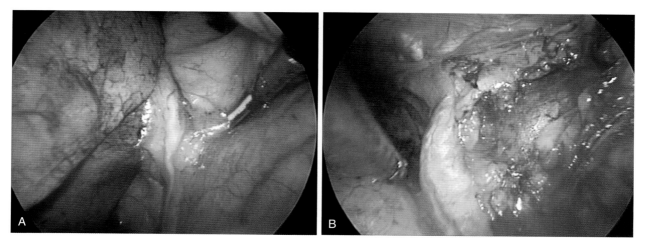

图 25-2　**A**，用超声刀在膈神经前方开始游离胸膜。**B**，将胸腺自心包表面游离

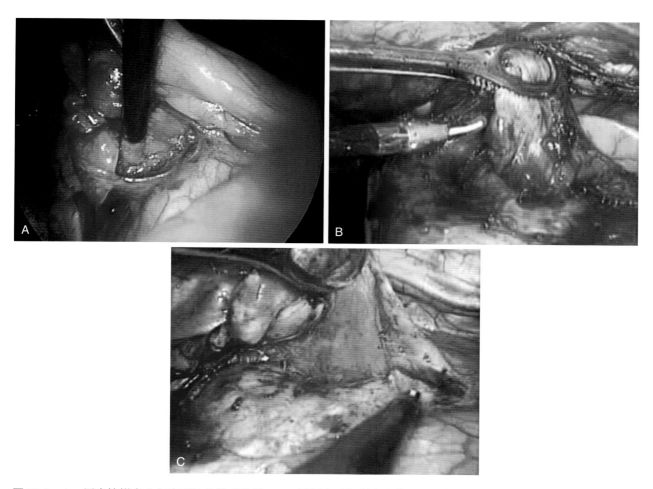

图 25-3　**A**，用内镜钳自心包表面钝性游离胸腺。**B**，用超声刀切断小血管。**C**，从心包表面钝性分离胸腺

第四步：游离胸腺左下极

◆ **显露**：肺因重力作用垂向后侧，在视野之外。

◆ 胸腔镜向上，镜头指向纵隔。

◆ 在胸骨水平，钝性分离胸骨后组织（包括乳腺小叶）和左侧纵隔胸膜之间的平面。

◆ 当覆盖于左肺的纵隔胸膜清晰显露后，用超声打开胸膜（图 25-4 A 和 B）。

◆ 辨认左侧胸腺下极后，沿左侧膈肌内侧表面游离，包括膈肌表面的脂肪，以确保胸腺完全切除。

◆ 用超声刀打开左侧膈神经前方 2mm 处的纵隔胸膜（与右侧类似）（图 25-4C）。

◆ 向上游离至左无名静脉水平（图 25-4D）。

◆ 如果左侧膈神经显示不清，需要在左侧锁骨前线第 7 肋间制作第 4 个切口。经此切口置入胸腔镜，嘱麻醉师间歇通气以看清结构（不超过 20% 的病例需要此步骤）（图 25-4E）。

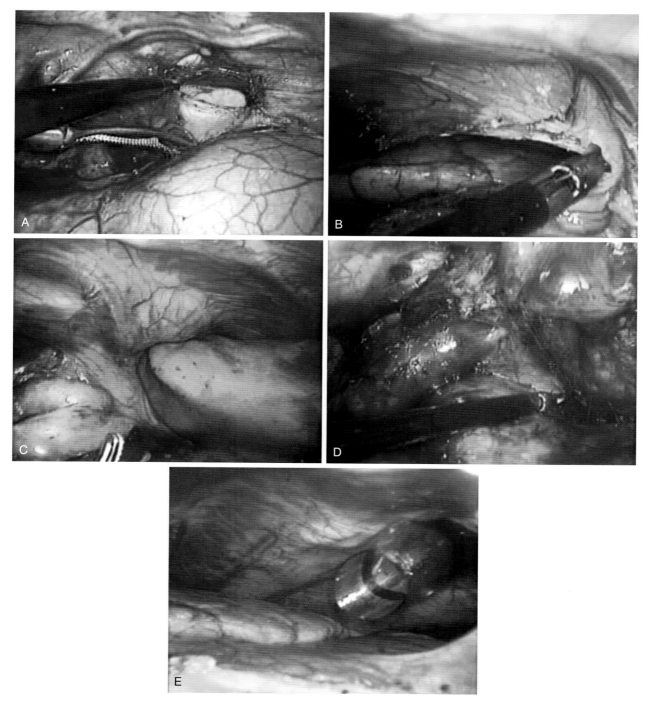

图 25-4 **A**，切开对侧胸膜。**B**，用超声刀切除左侧心包脂肪垫。**C**，用超声刀切开左侧膈神经前方的纵隔胸膜。**D**，继续沿无名静脉表面游离。**E**，将套管放入左侧胸部间隙则很容易看到左侧膈神经

第五步：确定位于左无名静脉上表面的颈部胸腺上极

◆ **显露**：肺因重力作用垂向后侧，在视野之外。

◆ 胸腔镜向内，镜头指向上。

◆ 打开颈部左、右两侧胸腺上极表面的筋膜，用内镜钳钝性游离（图 25-5A）。

◆ 用超声刀切断所有的引流血管。

◆ 将两侧上极向下拉至无名静脉水平时，需要辨认胸腺体部引流至无名静脉的静脉。根据术者习惯用超声刀切断或用血管夹夹闭后切断（图 25-5B 和 C）。

◆ 有时，右侧内乳静脉汇入无名静脉处会妨碍颈部胸腺的显露，可以将其夹闭后切断，向上扩展至颈部的间隙。

◆ 切断颈部胸腺血管后，左、右侧胸腺上极即被从颈部完全拔除（图 25-5D 和 E）。

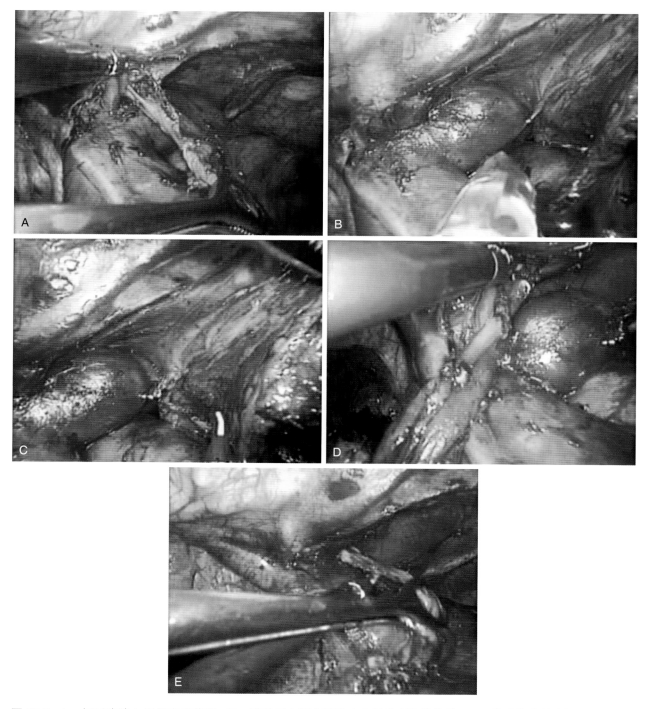

图 25-5　**A**，切开胸腺上极的表面筋膜。**B**，用剪刀在两个静脉夹之间分离胸腺静脉。**C**，胸腺静脉被夹闭。**D**，将右侧胸腺上极自颈部游离。**E**，将左侧胸腺上极自颈部游离

第六步：取出胸腺

◆ **显露**：肺因重力作用垂向后侧，在视野之外。

◆ 胸腔镜向下，镜头指向纵隔。

◆ 此时，已将整个胸腺连同周围的纵隔和膈肌脂肪游离，将标本装入标本袋，从切口 2 取出（图 25-6）。

第七步：放置胸腔引流管

◆ **显露**：肺因重力作用垂向后侧，在视野之外。

◆ 胸腔镜向下，镜头指向纵隔。

◆ 检查胸腺床确保胸腺完全切除，彻底止血（图 25-7A）。

◆ 于观察孔留置 19F 胸腔闭式引流管。引流管在胸腔内呈"C"形走行，可很好地引流胸腔和纵隔（图 25-7B）。

（陈东红 译）

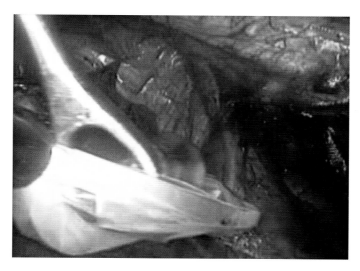

图 25-6　切除胸腺并将其装入标本袋

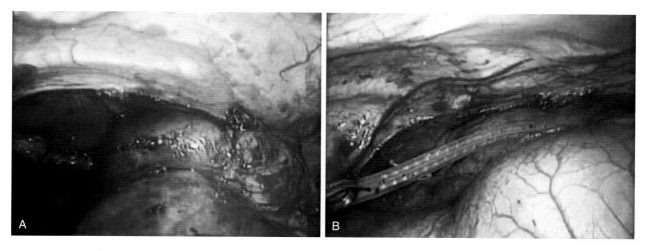

图 25-7　**A**，手术后的前纵隔。**B**，位于纵隔的胸腔引流管

第 **V** 部分

其 他

肺减容术

Robert J.McKenna,Jr.

引言

  与最佳的内科治疗手段相比，肺减容术（lung volume reduction surgery，LVRS）可以提高部分具备手术适应证患者的生活质量，并改善肺功能、运动耐力以及长期生存[1]。尽管肺减容术可以通过 VATS 或正中开胸两种手术方式完成，两者的并发症率、死亡率和效果相似，但是 VATS 方法恢复更快，花费更少[2]。

  肺减容术的适应证是经过最好的内科治疗，包括呼吸锻炼治疗、氧疗和肺康复治疗等仍然有症状的患者，后者可以帮助筛选和治疗患者。严重肺气肿的患者一般状态较差，需要下肢康复锻炼及减轻呼吸困难。状态较好的患者能够更好地准备去配合术后工作，如术后短时间内的下床活动和使用刺激肺活量仪等方法，以减少呼吸道并发症。不能很好配合或肺康复治疗失败的患者不适合接受肺减容术。肺减容术最重要的选择因素是 CT 和肺灌注显像显示肺气肿是不均匀分布。

电视胸腔镜肺减容术的方法

手术步骤

  通常电视胸腔镜肺减容术是患者取侧卧位的分阶段的双侧手术。除非一侧术后严重漏气，否则应翻身做另一侧肺减容术。切除范围取决于术前 CT 和肺灌注显像，通常位于上叶。这一区域由于弹性回缩性差，术中经常不萎陷。

要点

◆ 在肺的顶部从前到后进行手术。

◆ 在紧邻右肺中叶或左肺舌段上缘的上部从上叶的前段开始切除。

◆ 轻微的漏气可能需要几周时间才能痊愈。术中要限制对肺的操作和接触，患有严重肺气肿患者的肺非常柔软，即使是用缝合器轻轻捅肺也可能导致肺出现一个破口。

◆ 很少需要再次手术闭合漏口。

电视胸腔镜肺减容手术

第一步：切口

◆ 切口 1：在锁骨中线第 6 肋间做一个 2cm 切口，该切口尽可能低并靠近中间。这个位置通常低于乳房下皱襞下一个肋间。通过此切口使游离折向后方（远离心包），以便使经过此切口的器械自动向后方指向斜裂，而不是心脏。从切口伸入手指探查有无粘连（图 26-1）。

◆ 切口 2：在锁骨中线第 9 肋间做一个 5mm 切口并放入 5mm 的套管和 30° 胸腔镜。

◆ 切口 3：在腋中线第 4 肋间做一个 2cm 切口。

第二步：肺尖大疱减压

◆ **显露**：将右肺上叶拉向胸膜顶。

◆ 胸腔镜指向前方，30° 镜头指向上方。

◆ 对于肺尖部大疱萎陷不良，用 Metzenbaum 剪或电刀经切口 3 进入，切入右上叶组织内以对上叶的肺大疱组织进行减压（图 26-2）。

第三步：肺切除

◆ **显露**：将右肺下叶直接拉向胸膜顶。

◆ 胸腔镜指向前方，30° 镜头指向上方。

◆ 与所有的手术一样，显露是关键（图 26-3 和图 26-4）。用卵圆钳经切口 3 提起肺实质，并将其与自切口 1 放入的缝合器对齐。

◆ 缝合器上的衬垫有助于减少钉合肺时的漏气。放置缝合器时不要用力，否则会造成肺撕裂而漏气。在放缝合器前一定要对准肺组织，以便使缝合器可轻松地闭合肺组织。

◆ 如果不能准确对准肺组织，会将缝合器斜插入肺，而导致肺破口。

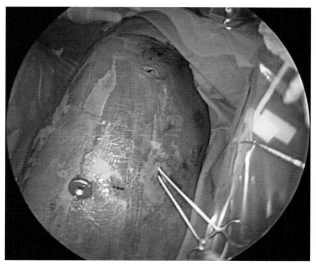

图 26-1 肺减容术的切口

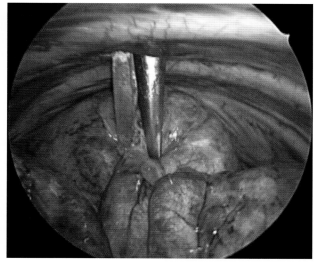

图 26-2 用 Metzenbaum 剪剪开肺上叶肺实质以减压，为切除做准备

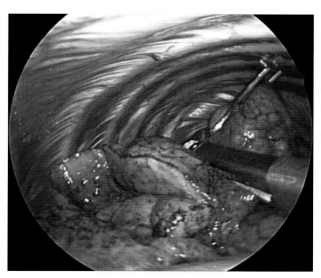

图 26-3 用缝合器闭合右上肺叶以开始肺减容术

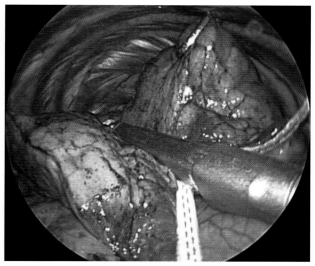

图 26-4 用缝合器闭合右上肺叶以继续肺减容术

第四步：手术完成

◆ **显露**：将右肺下叶直接拉向胸膜顶。

◆ 胸腔镜指向前方，30°镜头指向顶侧。

◆ 在距离水平裂和斜裂侧面 3 ~ 4cm 和接近肺门内侧处继续用带衬垫的缝合器闭合肺。击发缝合器后，移动抓住肺组织的卵圆钳使其靠近钉合的肺组织（图 26-5 至图 26-7）。

◆ 钉合完毕后，剪开将标本与肺连接在一起的衬垫部分（图 26-8）。

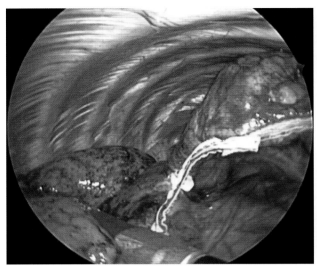

图 26-5 钉合线接近肺门

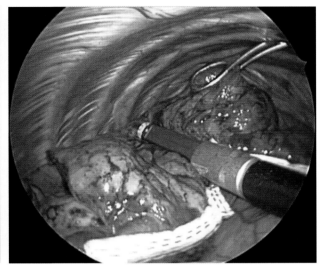

图 26-6 钉合线与肺裂平行并有 3 ~ 4cm 的距离

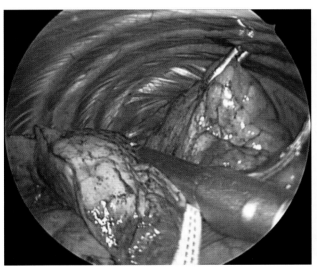

图 26-7 肺减容术中最后一次用缝合器闭合肺组织

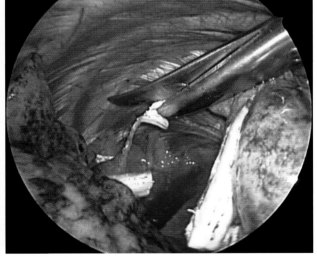

图 26-8 用 Metzenbaum 剪剪开组织衬垫，分离即将切除的肺组织

第五步：取出标本

◆ **显露**：由于肺减容术已经切除足够的肺组织以提供良好的胸腔显露，所以不必牵拉肺组织。

◆ 胸腔镜指向前方，30°镜头指向顶侧。

◆ 用卵圆钳自切口1取出切下的肺组织（图26-9）。

术后护理

◆ 在手术室拔出气管插管。

◆ 止痛治疗是急需的，可以使患者下地活动、咳嗽和使用刺激肺活量仪。先用硬膜外置管再给予麻醉药镇痛。当硬膜外镇痛效果不佳时可以使用患者自控镇痛（patient-controlled analgesia，PCA）。术后立即止痛非常重要，可以防止肺炎的发生。

◆ 呼吸道护理很重要

▲ 早期在走廊每日活动两次，可以减少发生肺部并发症的发生率。

▲ 积极进行雾化和肺部理疗。

▲ 胸腔引流管不必加负压吸引。

▲ 胸腔引流管位置低时，如果引流管仍然有漏气，则可以使用带Heimlich活瓣的引流管，这种装置有助于患者下地活动。

▲ 即使患者术前没有二氧化碳潴留，肺减容术后二氧化碳分压经常达到60mmHg左右。

◆ 大约20%的患者发生心律失常，特别是心房颤动。原因是低氧血症和肺不张。

◆ 胃肠道并发症很常见。如果患者2日内没有排便，可以使用缓泻药。吞咽的空气、止痛药和硬膜外镇痛都可能造成腹胀甚至结肠穿孔。

参考文献

1. Naunheim K, et al and the NETT Research Group. Long-Term Follow-up of Patients Receiving Lung-Volume-Reduction Surgery Versus Medical Therapy for Servere Emphysema. Ann Thorac Surg，2006，82：431-443.

2. McKenna Rj, et al for the National Emphysema Treatment Trial（NETT）Research Group. National Emphysema Treatment Trial: A Comparision of Median Sternotomy versus VATS for Lung Volume Reduction Surgery. J Thorac Cardiovasc Surg，2004：127：1350-1360.

（王若天 译）

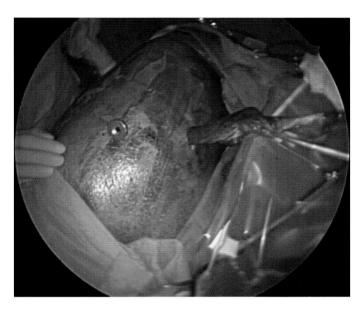

图 26-9 自切口 1 取出肺减容术切下的肺组织

第 27 章

肺小疱和肺大疱切除术

Cynthia S.Chin和Scott J.Swanson

引言

最早和最广泛使用VATS的手术是治疗自发性气胸。VATS肺小疱切除术已经成为一个标准术式,只是胸膜固定的方式尚有争论,因为自发性气胸的治疗研究并没有给出哪一种胸膜固定方式优于其他方法的结论。电视胸腔镜肺大疱切除术是治疗终末期肺气肿的肺减容手术的一部分。这些手术的适应证比较复杂,本章不予讨论,仅复习肺小疱和肺大疱切除术的手术要点。

电视胸腔镜肺小疱和肺大疱切除术的方法

手术步骤

手术顺序包括松解粘连、视触小疱、制订切除计划、垫心包补片切除肺小疱并检查是否漏气。最后一步是胸膜固定,已在第21章讨论。

要点
◆ 胸膜粘连有可能继发于以前的气胸和胸膜刺激。
◆ 肺小疱和肺大疱内可能存在肺恶性肿瘤。

电视胸腔镜肺小疱和肺大疱切除术

第一步:切口
◆ 观察孔选在腋前线第7肋间,并根据心脏大小调整其位置。
◆ 操作口选在腋中线第4肋间。
◆ 后切口选在肩胛骨下角下第6肋间。

第二步：松解粘连

◆ **显露**：将肺自粘连处向远侧提起。

◆ 胸腔镜向前，30°镜头指向粘连处。

◆ 患者可能患有继发于以前的气胸刺激胸膜发生的胸膜粘连。松解粘连后，整个肺可以移动（图 27-1）。

◆ 隔离肺后侧面和后胸壁的粘连更明显，而纵隔面粘连则不明显。

◆ 如果游离后肺移动仍有阻力，要当心纵隔面的粘连。用电刀或超声刀松解粘连。

◆ 如果有粘连但术者没有发现有可能撕裂脏层胸膜。对于这类患者，这可能是造成术后长期漏气的原因。

第三步：视触肺小疱

◆ **显露**：从后切口置入卵圆钳翻动肺组织。从前切口伸入手指触摸肺实质。

◆ 胸腔镜向前，30°镜头指向后侧。

◆ 完全松解粘连后触摸肺病变处。有时气肿性肺大疱会合并肺癌。

◆ 由于前肋间隙一般较宽，所以最好经后切口置入卵圆钳牵拉肺，使其指向前切口然后进行触摸。

◆ 从前切口伸入手指进行触摸（图 27-2）。

◆ 此时，松解下肺韧带会有助于更好地移动肺组织。

第四步：切除计划

◆ **显露**：从后切口放入卵圆钳牵拉肺组织，从前切口放入另一卵圆钳设计切除线。

◆ 胸腔镜向前，30°镜头指向后方。

◆ 经前、后切口置入两把卵圆钳以帮助决定切除部位。

◆ 将一个卵圆钳牵拉肺组织，将另一个卵圆钳放在缝合器将要击发的部位。

◆ 调整卵圆钳比调整较大的缝合器更方便。

◆ 用卵圆钳夹压肺组织有助于缝合器更容易钳夹肺组织。

第五步：垫心包补片切除

◆ **显露**：用卵圆钳经后切口固定肺组织。

◆ 胸腔镜向前，30°镜头指向后侧。

◆ 最好经前切口置入缝合器，由于前切口肋间较宽，因此可以减少由较大且较硬缝合器引起的术后肋间神经痛的发生率。

◆ 如果肺气肿的肺组织过于脆弱，可以用牛心包补片或聚四氟乙烯加强切割线（图 27-3）。在某些患者，使用这种材料可以减少术后漏气，并缩短带胸管时间。

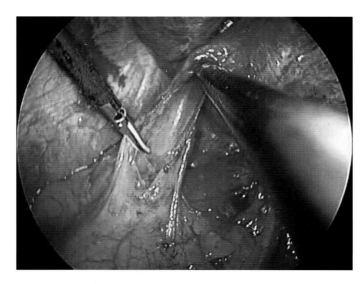

图 27-1　用超声刀松解粘连

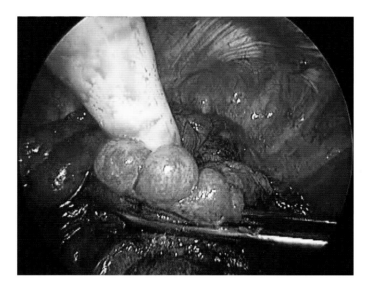

图 27-2　触摸左上肺小疱

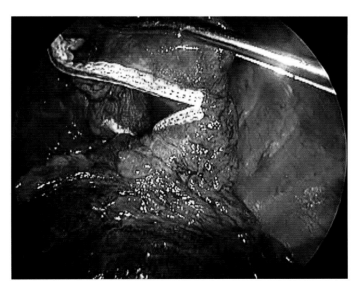

图 27-3　垫心包补片的肺楔形切除

◆ 对孤立性肺小疱引起自发性气胸的患者，除非肺实质异常，一般我们不加固切割线。如果合并肺组织弥漫性病变，则选择用衬垫加固。

◆ 切除肺小疱后，用 EndoCATCH 标本袋（Covidien，Mansteield，Mass）自前切口将其取出以保护切口，防止万一合并肺癌或亚临床感染如胞内鸟分枝杆菌。

第六步：检查漏气

◆ **显露**：肺复张后，经后切口伸入长 Allis 纱布钳，轻柔地把切割线压入水下。

◆ 胸腔镜向前，30°镜头指向后侧。

◆ 为了检查剩余肺是否漏气，将牙科用纱布球置于长 Allis 钳上，通过后切口将钳置入。当肺复张后，用 Allis 钳夹住受试区域并下压。

◆ 向胸腔内注水，鼓肺。

◆ 如果切割线没有漏气，再次隔离术侧肺，并放置两根胸腔引流管。

◆ 从后切口置入胸腔镜观察确定肺复张是否良好。

（王若天　译）

第 28 章

胸腔镜交感神经切除术

Mark J.Krasna

引言

　　胸腔镜交感神经切除术已被用于交感神经功能障碍的治疗，最早是由 Kux 和同事在 20 世纪 40 年代描述的 [1]。随着 VATS 的广泛应用 [2]，该手术的应用也日益广泛。VATS 具有杰出的视觉分辨率、手术操作更快和并发症更少的优点。在治疗手汗症上更有效。

　　胸交感神经切除术适用于各种交感神经紊乱，但最常用于多汗症的治疗。反射性交感神经营养不良、上肢缺血、雷诺病、颜面苍白和内脏神经切除术治疗胰腺疼痛等是少见的适应证。

　　胸腔镜交感神经切除术的患者通常试过非手术疗法，如：局部用制剂［如三氧化铝（氢氧化铝）］或离子渗入（如果患者能耐受刺痛和电击的副作用）。不幸的是，其效果逐渐消失，而患者往往不能忍受不舒服的感觉。抗抑郁药或其他精神调节药物也没有带来明显的益处；β 受体阻断药和胆碱能药物可能带来短期改善，但由于这些药物的副作用大多数患者不能坚持。副作用包括疲倦、口干和心动过缓。

术语

　　不同的研究使用很多术语去描述该手术。不幸的是，在国际论文中对术语的使用是不一致的，经常引起混乱。现提出下列词汇表，并可以在本章中找到相应的线条图和术中照片。

◆ 消融：使用电刀或激光破坏交感神经链而不将其切断。

◆ 夹闭：把一个血管夹放在上面的神经节上；在神经节的上、下各放一个血管夹；夹闭行走在中间肋骨的神经；或者在神经节的上或下各夹一个血管夹 [3]。

◆ 交感神经切除术：交感神经链切除、去除或者离断。

◆ 交感神经切断术：切断交感神经链但不将其移除。除非另有规定，这里除外没有直接消融神经链的消融技术。

◆ R2 交感神经切除手术或交感神经切断术：切断或切除在右第二肋骨（R2）和第三肋骨（R3）表面的神经链。在两个切断点之间完成 R2 神经节的游离（图 28-1）。这一术语应用于以后的所有神经水平，例如，R3 的交感神经切除术或交感神经切断术意味着在第三和第四肋骨表面神经链的切断，实现 R3 神经节游离。

◆ 胸腔镜手术：使用任何意义的胸腔镜手术，包括电视辅助和标准目镜辅助手术。

◆ VATS：手术使用摄像头，以帮助看清胸腔。

电视胸腔镜交感神经切除术的方法

选择切断水平

根据胸外科医师学会多汗症工作小组（Society of Thoracic Surgeons Workforce on Hyperhidrosis）的推荐选择切断水平。选择适当的水平有赖于主要症状的定位：

◆ 面部出汗：是通过切断 R2 和 R3 肋骨进行 R2 水平的游离。另外，有些术者切断 R2 肋骨神经链治疗面部出汗或颜面苍白，注意避免伤及星状神经节，尽管可以切断较低的位于第三肋骨的星状神经节而不造成霍纳综合征。

◆ 手掌出汗：切断在 R3 和 R4 的交感神经链。

◆ 腋窝出汗：切断在 R4 和 R5 的交感神经链。

◆ 反射性交感神经营养不良或胸廓出口综合征：进行 R2 到 R3 的交感神经切除术。

◆ 慢性胰腺疼痛：进行 R4 到 R10 的交感神经切除术和内脏神经切除术。

要点

◆ 避免损坏骨膜，因为它可以导致术后严重不适和晒伤样疼痛。

◆ 避免超过 R2 神经节以上水平，以防发生霍纳综合征。避免电灼切断 R2 神经节的近端。

电视胸腔镜交感神经切除术

第一步：交感神经切除术的方案

◆ 全身麻醉下用单腔气管插管，向胸腔内吹入二氧化碳使肺萎陷。

◆ 患者取仰卧位，上肢外展或者半曲位置（捕鸟样）。

◆ 将双上肢放在手架上，呈外旋、内收，在肘部尺神经下垫枕，保持中立位置，以免发生术后神经痛。

◆ 脊椎下放置一个枕，有助于暴露从右腋后线到左腋后线的皮肤。

◆ 如果手术使用 0° 镜头 10mm 胸腔镜，则在腋前线第 2 肋间做一个 1cm 切口，紧靠胸大肌后缘，或者在腋前线第 2 和第 4 肋间使用两个 3mm 的套管。

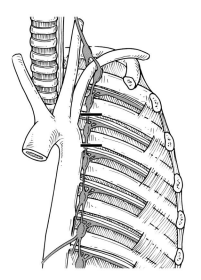

图 28-1 横断第三神经节上、下的交感神经链，纠正手汗症

第二步：显露交感神经链

◆ 停止通气。分离呼吸机与气管插管。

◆ 用 Veress 针经下切口，以 2L/min 的速率吹入二氧化碳，使二氧化碳的压力保持在 10mmHg 以内 [4]。

◆ 吹入 400ml 二氧化碳后，插入第二个套管，以确认肺萎陷。

◆ 为了显露理想的交感神经链水平，肺已经充分萎陷时，恢复通气。

第三步：交感神经切除术

◆ **显露**：肺萎陷后，显露胸膜顶。

◆ 胸腔镜向前，30 度镜头指向胸膜顶。

◆ 用 Hook 电刀头（2mm、3mm 或 5mm）经胸腔镜切口或者上切口进入。

◆ 辨认位于肋骨头与横突关节处肋骨的中间表面的交感神经链。切开壁层胸膜，并分离交感神经链的外缘。

◆ 用电刀切断交感神经链，电灼分离交感神经链的末端。

◆ 完全切断交感神经链，包括 Kuntz 神经（在约 20% 的病例可以看到），务必避免伤及返支。

◆ 在夹闭过程中，用 L 形 Hook 电刀钩起交感神经链，并游离交感神经链约 1cm。

第四步：肺复张

◆ 将胸腔镜指向胸膜顶。

◆ 停止吹气二氧化碳。

◆ 确切止血后，经套管放置细管（胸引管或 12F ～ 20F 红橡胶管）。复张肺，让空气和二氧化碳从胸腔排出。

◆ 或者，打开套管，使空气从胸腔溢出，麻醉师在复张肺时使肺膨胀。将胸腔镜放入套管，以确保肺完全复张。当拔除套管时憋住气。

◆ 皮下组织用 3-0 可吸收线、皮内用 4-0 线缝合切口。

◆ 如果用 2mm 或 3mm 的套管，可使用强生的 Dermabond（Ethicon，Cincinnati，OH）密封皮肤而无需缝合。

◆ 然后在对侧进行同样的操作。

结果

在连续 396 例手术的一组患者中（双侧同期 388 例，仅右侧 6 例，仅左侧 1 例，分期患者 1 例），包括 191 例（48%）男性和 206 例（52%）女性。平均年龄为 29 岁（9 ～ 65 岁），平均住院 0.5 天（0.5 ～ 3 天），中位随访时间为 2.6 年（2 个月至 9 年）。适应证包括多汗症 370 例、颜面苍白 21 例、雷诺病 3 例、手指末梢缺血 2 例和反射性交感神经营养不良 1 例。代偿性出汗发生率为 40%（n=81/205）[5]。

在一组随访 5 年关于生活质量的 453 例患者中，74.2% 显著，19.6% 良好 [6]。在另一组 222 例患者的研究中，效果显著的超过 90%，85% 的患者有代偿性出汗 [7]。这两项研究结果显示，应避免切断 R2 神经节，因为 R2 横断时有 48% 的患者有代偿性出汗，R2 没有横断时只有 16% 的患者代偿性出汗。当发生严重代偿性出汗时，超过 50% 的患者对选择手术会感到后悔。

Miller 和 Force[8] 描述了胸腔镜交感神经切除术的新方法，他们设计了筛选更有可能发生代偿性出汗患者的方法，他们在计划手术平面注射神经阻滞剂，麻醉过后重新评估 [8]。如果患者受益于注射，且不发生不能容忍的代偿性出汗时，则随后行交感神经切除手术。

已有设计的工具去评估反映客观反应的生活质量（quality of life，QOL）、满意度和胸腔镜交感神经切除术后并发症。1998 年，Krasna 和同事提出了评价胸腔镜交感神经切除术后严重性和社会影响的 4 点评分系统 [9]。Kwong 描述了一个生活质量指数 [10]，Ribas 等使用标准的短期健康调查（SF-36）[11]。这些系统试图去定量评估该术式的治疗决策和评估费用的正面和负面结果。

并发症和再次操作

常见的副作用包括皮肤感觉异常（1%）、气胸（1%）、出血、感染（1%）和类似于开胸术后疼痛的切口痛（3%）。少见的并发症包括乳糜胸、食管和肺损伤。罕见病例有严重心动过缓、霍纳综合征和严重代偿性出汗。

代偿性出汗发生于 20% ~ 80% 的病例，是最常见的副作用。应该向患者解释代偿性出汗是该手术的预期结果。在这些患者中，有 2% ~ 20% 严重的致残性代偿性出汗，足以让患者感到不满而后悔进行该手术。

应在术前与患者讨论一种不常见的并发症，即霍纳综合征，它在患者中的发生率不到 5%。在所有患者中，预期存在某种程度的基线心率和应对压力的能力降低 [12]，这是导致术后功能障碍的可能原因，应注意调查。所有这些并发症应在手术前与患者讨论。

Kim 和他的同事报告，胸部手术后不是再次手术的禁忌证 [13]。在该研究中，即使是以往开胸和胸腔镜手术的患者，也没有因为粘连而妨碍胸腔镜交感神经切除术。

参考文献

1. Kux M. Thoracic endoscopic sympathectomy in palmar and axillary hyperhidrosis. Arch Surg, 1978, 113: 264+266.
2. Gçthberg C, Drott, Claes G. Thoracoscopic sympathicotomy for hyperhidrosissurgical technique, complications and side effects. Eur J Surg Suppl, 1994, 572: 51-53.
3. Lin TS, Huang LC, Wang NP, Chang CC. Video-assisted thoracoscopic T2 sympathetic block by clipping for palmar hyperhidrosis: analysis of 52 cases. J Laparoendosc Adv Surg Tech A, 2001, 11: 59-62.
4. Wolfer RS, Krasna MJ, Hasnain JU, McLaughlin JS. Hemodynamic effects of carbon dioxide insufflation during thoracoscopy. Ann Thorac Surg, 1994, 58: 404-408.
5. Kwong K, Krasna M. Clinical experience in 397 consecutive thoracoscopic sympathectomies. Ann Thorac Surg, 2005, 80: 1063-1066.
6. Milanez de Campos J, Kauffman P, et al. Quality of life, before and after thoracic sympathectomy: report on 378 operated patients. Ann Thorac Surg, 2003, 76: 886-891.
7. Dewey TM, Herbert MA, Hill SL, et al. One-year follow-up after thoracoscopic sympathectomy for hyperhidrosis: outcomes and consequences. Ann Thorac Surg, 2006, 81: 1227-1232.
8. Miller DL, Force SD. Temporary thoracoscopic sympathetic block for hyperhidrosis. Ann Thorac Surg, 2008, 85: 1211-1214.
9. Krasna M, Demmy T, McKenna R, Mack M. Thoracoscopic sympathectomy: the U.S. experience. Eur J Surg Suppl, 1998, 580: 19-21.
10. Krasna MJ, Jiao X, Sonett J, et al. Thoracoscopic sympathectomy. Surg Laparosc Endosc Percutan Tech, 2000, 10: 314-318.
11. Ribas Milanez de Campos J, Kauffman P, Wolosker N, et al. Axillary hyperhidrosis: T3/T4 versus T4 thoracic sympathectomy in a series of 276 cases, J Laparoendosc Adv Tech A, 2006, 16: 598-603.
12. Drott C, Claes G, Paszkowski P. Cardiac effects of endoscopic electrocautery of the upper sympathetic chain. Eur J Surg, 1994, 572 (Suppl): 65-70.
13. Kim DH, Paik HC, Lee DY. Video assisted thoracoscopic re-sympathetic surgery in the treatment of re-sweating hyperhidrosis. Eur J Cardiothorac Surg, 2005, 27: 741-744.

（王若天 译）

第 29 章

第一肋骨切除治疗胸廓出口综合征

Randall Kevin Wolf和Robert J.McKenna,Jr.

引言

治疗胸廓出口综合征（thoracic outlet syndrome，TOS）有几种手术方法。VATS 有几个优点：肩部不需要长时间上举、显露良好、腋下皮神经不受累。

TOS 的治疗需要切除第一肋骨。TOS 指第一肋骨以及胸廓上出口邻近结构对锁骨下血管或臂丛神经，或两者都产生压迫[1]。1875 年 James Paget 爵士于伦敦、1884 年 von Schroetter 在维也纳分别报告了 TOS 引起的锁骨下静脉血栓形成，TOS 的这种血管表现被称为 Paget-von Schroetter 综合征。然而，最常见的症状是神经系统，表现为臂丛神经受压引起尺神经受累。

电视胸腔镜第一肋骨切除术的方法

手术步骤

电视胸腔镜第一肋骨切除术的步骤顺序如下：采用侧卧位，将上肢抬高并固定在支架上，完成肋骨游离，切除锁骨中线 1cm 的肋骨，切除肋骨的前后部分[3]。

要点

◆ 仔细识别和计数肋骨。胸腔镜检查可以很容易地确定位于胸腔顶部的第一肋骨，它可以间接地用内镜钳触碰并清晰可见。

◆ 在左侧，胸腔镜检查很容易看到锁骨下动脉。

◆ 在打开胸膜前游离整根肋骨，因为打开胸膜后会使导致肺萎陷的二氧化碳溢出，并且在胸膜被打开后，术野产生瘀斑。

◆ 尽可能游离肋骨，切除腋中线 1cm 的肋骨片。这个操作使肋骨末端位置移动而完成肋骨从前到胸骨、后到椎体的游离。

◆ 可从关节脱位或切断肋骨，但切断似乎引起的疼痛较少。

◆ 必须注意在解剖平面推进，推荐首先向前解剖到静脉。

◆ 应注意观察和保护第一肋骨的边界，前至内乳动脉，后至交感神经链。

◆ 切口最好选择在与靶器官有足够距离的位置，以保证器械以舒适的弧度进行充分的操作。

电视胸腔镜第一肋骨切除术

第一步：患者体位

◆ 患者取侧卧位。

◆ 将手臂固定在托板上（图 29-1）。

第二步：切口

◆ 切口 1：在腋中线第 5 或第 6 肋间置入 5mm 的套管和 30°胸腔镜（图 29-2）。

◆ 切口 2：在腋中线第三肋骨做一个 2cm 的切口。

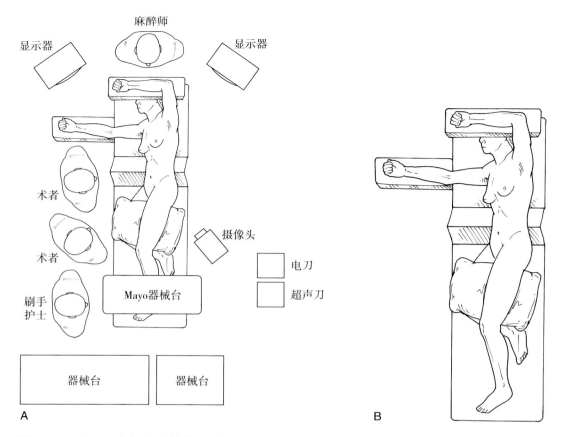

图 29-1 A 和 B，电视胸腔镜第一肋骨切除术的体位 [修改自：Wolf RK,Crawford AH,Hahn B. Thoracoscopic first rib resection for thoracic outlet syndrome.I// Yim APC,Hazelrigg SR,Izzat MB,et al(eds). Minimal access cardiothoracic surgery, Philadelphia：Saunders,2000,330-331, 图 41-2 和 41-3.]

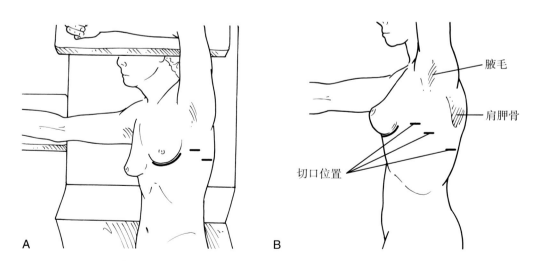

图 29-2 A 和 B，电视胸腔镜第一肋骨切除术的切口 [修改自：Wolf RK, Crawford AH,Hahn B. Thoracoscopic first rib resection for thoracic outlet syndrome.I// Yim APC,Hazelrigg SR,Izzat MB,et al(eds). Minimal access cardiothoracic surgery. Philadelphia：Saunders, 2000, 331]

第三步：确认第一肋骨

◆ **显露**：吹入二氧化碳，使肺萎陷。

◆ 胸腔镜向前，30°镜头指向胸膜顶。

◆ 辨认第一肋骨（图 29-3）。在第一肋上的穹顶可看到血管。

◆ 用超声刀游离壁层胸膜和第一肋骨边缘的肋间肌 (Ethicon Endosurgery，Cincinnati，Ohio)（图 29-4）。

◆ 超声刀是利用超声波工作的器械，与普通电刀相比有烟雾产生少和热量低的优点，有利于第一肋骨的内镜下解剖 [2]。

◆ 钝性游离肋骨表面，然后到第一肋骨末端。通过其扁平的感觉和独特的形态可以识别第一肋骨。

◆ 用胸腔镜明确辨认第一肋骨。在肋骨上面可看见锁骨下动脉。

第四步：游离第一肋骨

◆ **显露**：吹入二氧化碳。

◆ 胸腔镜向前，30°镜头指向胸膜顶。

◆ 用骨膜起子钝性游离第一肋骨侧面。

◆ 用骨膜起子钝性游离第一肋骨上表面。

◆ 将直角钳绕到第一肋骨上。

◆ 锁骨下静脉、锁骨下动脉和臂丛神经由前至后排列，覆盖在第一肋骨上，使用内镜剥离器和刮匙钝性游离。

◆ 用横突起子小心游离肋骨周围组织。

◆ 使示指经切口与起子平行，以保护神经血管束。将手指放在起子和神经血管束之间，以减少损伤这些结构的机会。

◆ 用骨膜起子钝性游离第一肋骨下表面。停留在胸膜外是因为打开胸膜后会使导致肺萎陷的二氧化碳溢出，胸膜被打开后，术野会产生瘀斑。

◆ 将直角钳绕过肋骨上缘（图 29-5）。

◆ 切除腋中线处第一肋骨 1cm（图 29-6）。这个操作使术者推动肋骨末端而完成肋骨从前到胸骨、后到椎体的游离。

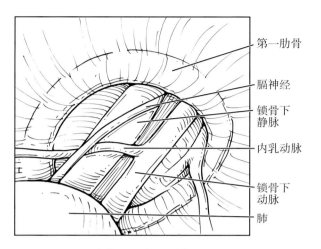

第一肋骨

膈神经

锁骨下静脉

内乳动脉

锁骨下动脉

肺

图 29-3 识别第一肋骨（修改自：Wolf RK, Crawford AH,Hahn B. Thoracoscopic first rib resection for thoracic outlet syndrome.// Yim APC,Hazelrigg SR,Izzat MB,et al(eds). Minimal access cardiothoracic surgery. Philadelphia:Saunders,2000,332.）

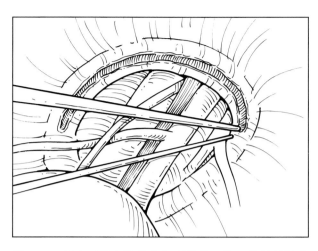

图 29-4 超声刀游离胸膜和切断附着于第一肋骨的肌肉（修改自：Wolf RK,Crawford AH,Hahn B. Thoracoscopic first rib resection for thoracic outlet syndrome.I// Yim APC,Hazelrigg SR,Izzat MB,et al(eds):Minimal access cardiothoracic surgery. Philadelphia: Saunders,2000,332.）

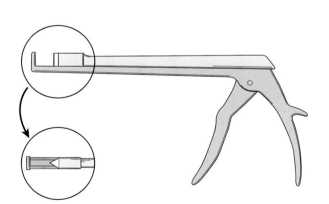

图 29-5 第一肋骨切断器（修改自：Wolf RK, Crawford AH,Hahn B. Thoracoscopic first rib resection for thoracic outlet syndrome.I// Yim APC,Hazelrigg SR,Izzat MB,et al(eds). Minimal access cardiothoracic surgery. Philadelphia: Saunders. 2000, 333.）

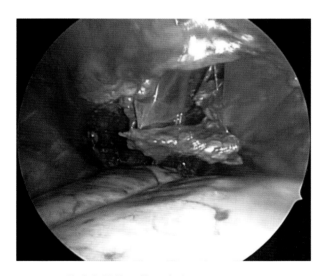

图 29-6 将直角钳绕过第一肋骨上

◆ 用肋骨切断器切断肋骨（图 29-7）。

◆ 横断肋骨后，可以在直视下切断所有额外附着的肌肉，如前斜角肌或中斜角肌。

◆ 取出肋骨。在取掉套管后，通过任何一个切口都容易取出肋骨。

◆ 通过胸腔镜完成第一肋骨的切除后，神经血管束悬垂并穿过胸膜顶。可以清楚地显示肋骨切除的程度及其对胸廓出口结构的即刻效果（图 29-8）。

参考文献

1．Poole GV，Thomae KR. Thoracic outlet syndrome reconsidered. Am Surg, 1996，62：287-291.

2．Ohtsuka T，Wolf RK. Dunsker SB. Port-access first-rib resection. Surg Endosc，1999，13：940-942.

3．Yim APC，Hazelrigg SR，Izzat MB, et al（eds）．Minimal access cardiothoracic surgery，Pheladelphia：Saunders，2000.

（王若天　译）

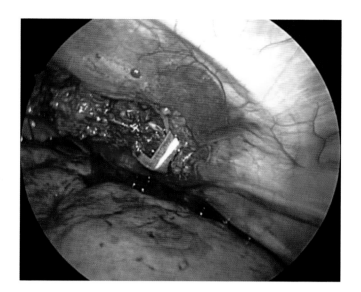

图 29-7 切断靠近椎体的肋骨

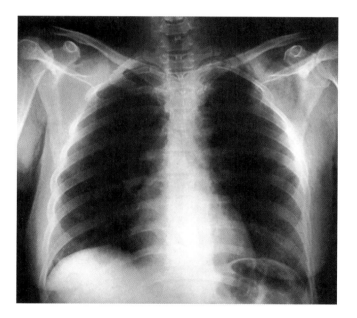

图 29-8 左侧第一肋骨切除术后的胸片 [摘自：Wolf RK,Crawford AH,Hahn B. Thoracoscopic first rib resection for thoracic outlet syndrome.I// Yim APC,Hazelrigg SR,Izzat MB,et al(eds). Minimal access cardiothoracic surgery.Philadelphia:Saunders,2000,334.]

第 30 章

微创外科治疗心房颤动

Randall Kevin Wolf和Eric W.Schneeberger

引言

在过去的十年里,外科医生 VATS 的经验与日俱增,微创器械的技术也有了长足的进步。基于以上进步的结果,采用微创技术进行心房颤动消融手术也获得了成功。

电视胸腔镜手术治疗心房颤动的方法

手术步骤

手术遵循如下顺序:制作切口,打开心包,进行基线电生理检测(包括神经节神经丛刺激),套带肺静脉,隔离肺静脉,直接进行心脏去神经和切除左心耳。

要点

◆ 选择微创手术方法纠正心房颤动的患者,通常应在其他方面健康状况良好。没有出现失误的余地,死亡率必须为零。

◆ 我们的双侧 VATS 技术允许心脏外科医生在没有掌握整个胸腔镜技术的情况下达到安全地治愈心房颤动。

◆ 特意将双侧操作口放在肺静脉的正上方,左侧在左心耳上方,以直接(三维)看到这些重要结构。这种设计增加了安全系数,特别是对于缺乏经验的外科医生。

电视胸腔镜手术治疗心房颤动

第一步：准备

◆ 采用 DLT 以选择性地进行肺通气，并放置中心静脉管、动脉导管，在合适的向量贴外除颤电极片。

◆ 下肢使用持续压力长筒袜及加热毯以控制患者的体温。

第二步：患者体位和切口

◆ 患者取 45°～60° 左侧卧位，右上肢固定于手臂支架上。

◆ 通过胸片复习内部解剖后，标记外部解剖，如肩胛骨轮廓、腋中线和剑突向后的线（图 30-1）。

◆ 如图 30-2 所示制作切口。

◆ 第一切口

▲ 第一切口选择在腋中线第 6 或第 7 肋间隙，也就是剑突线和腋中线的交叉点。

▲ 将 30° 胸腔镜置入此切口。

◆ 大操作口

▲ 通过胸腔镜，确定第 3（或第 4）肋间隙。

▲ 在第 3 或第 4 肋间听诊三角区向前制作 4～6cm 的操作口。

▲ 采用保留胸肌的技术，如果采用第 3 肋间时，只需要切断一个肋间隙的肌肉。如果采用第 4 肋间切口，沿前锯肌肌纤维方向切断，应向前牵拉以免切断胸大肌（图 30-3）。

▲ 当切口穿过腋下时，用手指小心地向后牵拉含有血管神经束的脂肪垫。

▲ 经大操作口插入一个中等的 CardioVations 软组织牵引器（Edwards Lifesciences，Irvine，Calif）。

第三步：打开心包

◆ **显露**：将肺直接向后牵拉。

◆ 胸腔镜向前，30° 镜头指向后内侧。

◆ 将电刀下调到 15 或 20 瓦。

◆ 向前打开心包几厘米，并使切口与右膈神经平行。使用塑料吸引器可避免心脏被电刀灼伤（图 30-4）。

◆ 在打开心包以及整个手术过程中可以看见膈神经。避免接触、牵拉、压迫或电灼损伤膈神经。

◆ 在心包侧切边缘缝 1 或 2 针支持线，将经过不同切口的 CardioVations 缝线圈套器尽可能远地向后固定。在毗邻上腔静脉与右肺动脉的心包上方缝合支持线，以改善直视效果和入路。

◆ 在邻近下肺动脉下方较低的心包处缝合支持线，以便为打开斜窦提供最佳入路。如果需要，可以在邻近右肺静脉分叉处再缝一条支持线。

◆ 此时，通过切口和内镜直视有足够的视野。确保所有相关的解剖结构（上腔静脉、右上肺静脉、右下肺静脉、下腔静脉和右肺动脉）清晰可见。

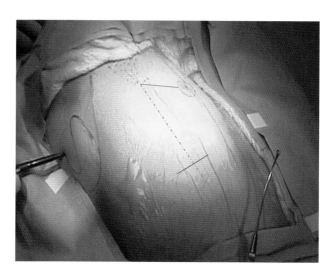

图 30-1　用于定位适当的切口的解剖学标志

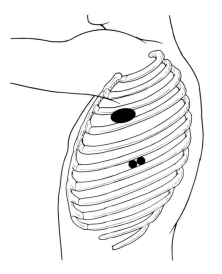

图 30-2　电视胸腔镜手术治疗心房颤动的切口

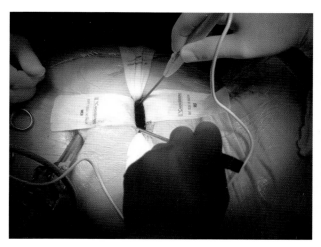

图 30-3　固定在操作口的皮肤牵开器

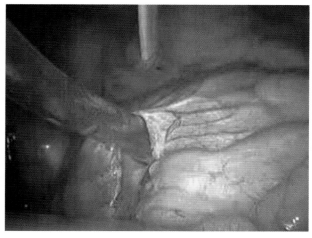

图 30-4　打开心包

第四步：环套肺静脉

◆ **显露**：向后牵拉肺，将心脏牵向内侧。

◆ 胸腔镜向前，30°镜头指向后方。

◆ 将儿科用的长 Wolf 或 Yankauer 吸引器（Scanlan Inter national St. Paul. minn）钝性分离下肺静脉下间隙和下腔静脉并进入斜窦的侧面。确认吸引器可以自由地通过这个开口进入斜窦。

◆ 通过腔镜检查 Wolf Lumitip 剥离器（AtriCure, West Chester, Ohio）进入的角度。用纱布钳轻柔地向内推心脏以获得更好的入口和视野。

◆ 制作第二个操作口（10mm）。该操作口距离观察口内或侧面 5cm 以供解剖用。使剥离器与前操作口成一条直线。

◆ 使 Glidepath（AtriCure）通过将剥离器顶端插入 Glidepath 帽而附着于剥离器上（图 30-5）。将带 GlidePath 的 WolfLumitip 剥离器顺利地通过操作口进入心包间隙。注意在插入时剥离器头不要正对心脏。

◆ 用内镜钳向内侧钝性牵拉上腔静脉，有助于显露和看到右肺动脉的上缘。将剥离器的头部送入下腔静脉上方的斜窦（图 30-5）。向后推进剥离器头末端，向内摆动剥离器使其进入右肺静脉后侧，调整亮灯的剥离器的关节。钳抓塑料 Glidepath，取出 Wolf 剥离器。

第五步：检测基线电生理

◆ **显露**：用纱布钳向内推心脏。

◆ 胸腔镜向前，30°镜头指向后方。

◆ 使用 AtriCure 笔和 AtriCure ORlab（图 30-6）记录右心房和肺静脉的传感。

◆ 如果心脏为窦性心律，也可以记录起搏。

◆ 用 AtriCure 笔高频刺激 Waterston 沟的脂肪垫区域。用 AtriCure 系统呈网格样刺激（图 30-7 和图 30-8）。

◆ 记录能引起迷走神经反应的位点。

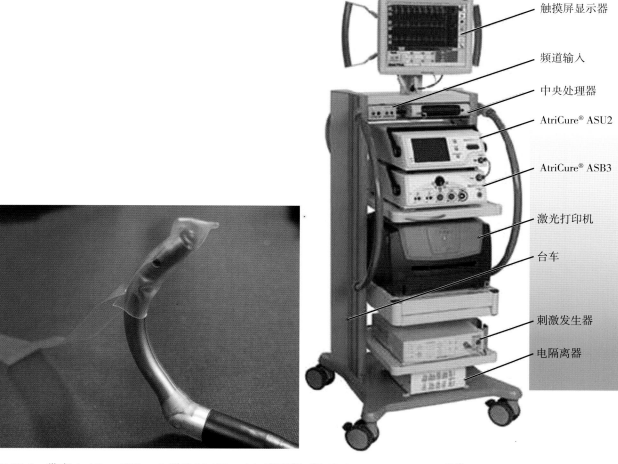

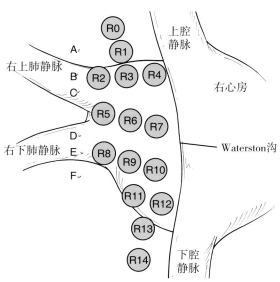

图 30-5　带有 AtriCure Glidepath 罩的 Wolf Lumitip 剥离器　图 30-6　AtriCure ORlab 系统
（AtriCure,West Chester,Ohio）

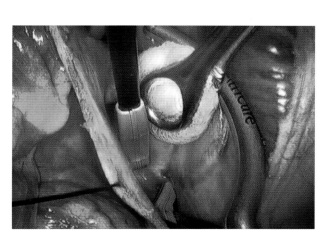

图 30-7　通过用纱布钳可显露和看清右肺动脉上缘　图 30-8　网格化刺激 Waterston 沟的脂肪垫区域

第六步：隔离肺静脉

◆ **显露**：将心脏向内侧推。

◆ 胸腔镜向前，30°镜头指向后方。

◆ 推进隔离器（AtriCure）下叶片进入斜窦。推进隔离器下叶片直到在上肺静脉上方可见到其尖端，确保对红色橡胶导管施加足够的张力，有助于引导下叶片到位（图30-9）。

◆ 在心房上建立透壁和可见的缺损，以将肺静脉从剩余的心脏隔离出来。

◆ 完成消融后，将 AtriCure 笔放置在之前记录的上肺静脉、下肺静脉和右心室位置。记录心电图。

◆ 如果心电图显示之前在肺静脉上所有出现的 A 波和 P 波（窦性心律）的位置处于静止状态，则说明肺静脉被完全隔离。如果心脏是窦性心律，起搏也可以被校正。

第七步：心脏直接去神经化

◆ **显露**：将肺直接向后牵拉，用纱布钳向内推心脏。

◆ 胸腔镜向前，30°镜头指向后方。

◆ 用双极电刀消融活跃的神经节丛脂肪垫区。

第八步：关胸

◆ 将双极临时起搏器导线放置在心包内侧切缘。心包的压力确保与右房接触，而无须将导线缝合到心脏外膜。

◆ 将导线经下切口引出。

◆ 将胸腔引流管置入另一个下切口。

◆ 阻断第 3 ~ 6 肋间神经。

◆ 在胸腔镜的辅助下放置经皮 On-Q 导管，将一根管经操作口间隙放在壁层胸膜外侧。将第二根导管经操作口放置。

电视胸腔镜手术治疗左侧心房颤动

第一步：患者体位和切口

◆ 患者的体位、切口和显露与右侧相同。

◆ 分离和消融与右侧类似。除此之外，在左侧还需要切断 Marshall 韧带。

第二步：Marshall 韧带

◆ **显露**：将左肺动脉向上牵拉，将左心耳向内侧牵拉。

◆ 胸腔镜向前，30°镜头向后。

◆ Marshall 韧带是胚胎期左上腔静脉的残余，它从左肺动脉底到左心房顶走行（图30-10）。

◆ 小心使用电刀，以防止损伤左肺动脉或左心房。

◆ 在左侧，左下肺静脉下面没有什么结构。将剥离器经静脉下进入，直接在内侧切断 Marshall 韧带（图30-11）。

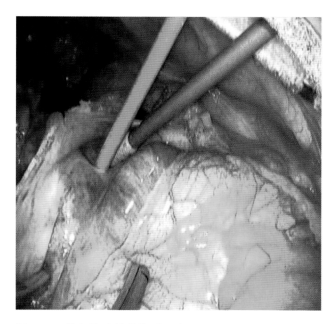

图 30-9 将红橡胶导管绕过心房

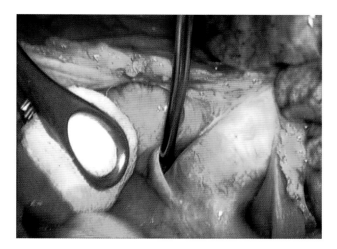

图 30-10 Marshall 韧带

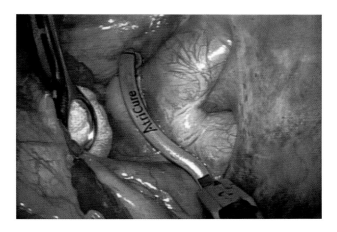

图 30-11 在左侧放 AtriCure 笔

第三步：切除左心耳

◆ 通过一条心包支持线向前牵拉心包。

◆ 胸腔镜向前，30°镜头指向后。

◆ 游离左侧肺静脉后，除去左心耳。

◆ 使用切割厚组织（绿钉仓，钉高 4.8mm）的 EZ45 缝合器（Ethicon Endosurgery，Cincinnati，Ohio）切割左心耳（图 30-12）。

◆ 将缝合器通过下切口从最后侧进入。

◆ 必须将缝合器经心耳和心脏之间的沟进入，将缝合器头放在肺动脉下。

◆ 将缝合器穿过左心耳击发，完全切除左心耳。

第四步：缝合心包

◆ 在左侧缝合心包，以免心脏疝出。使用支持线或再缝线闭合心包。

◆ 与右侧相似，缝合左侧剩余部分（图 30-13）。

◆ 常规在手术室拔管。

（王若天　刘宝东 译）

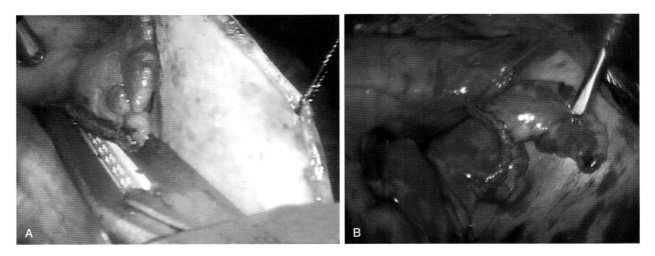

图 30-12 **A** 和 **B**，用内镜缝合器切除左心耳

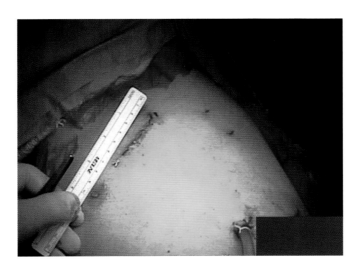

图 30-13 关胸后切口

第 31 章

胸腔镜手术治疗脊柱畸形

Randall Kevin Wolf和A.Atiq Durrani

引言

治疗脊柱疾病的传统手术入路包括：后外侧入路、肋横突入路和前方入路。为了达到脊柱前方，历来采用开胸手术。与开胸手术相关的问题包括：切口长、切除肋骨、肋骨撑开较大、组织干燥、肺及肩关节功能损伤、严重疼痛、相关并发症的发生率以及切口不美观。VATS 为脊柱外科医生提供了一个可以到达脊柱前方的内镜下的手术选择。

电视胸腔镜手术可以减少与开胸相关的外科并发症的发病率。这种新技术的目标和目的和开胸术相同。通过 VATS 入路治疗脊柱疾病已经催生了很多治疗椎间盘疾病的新技术。通过 15 ~ 20mm 的小切口就可以经内镜引导外科器械至胸腔，而开胸则需要 8 ~ 10 英寸的长切口。

1993 年 12 月，我们在辛辛那提儿童医院医学中心（Children's Hospital Medical Center in Cincinnati）开始行 VATS 下脊柱前路减压治疗儿童及青少年严重的脊柱畸形。该手术的优点包括微创、视野更清晰并放大、术后疼痛较轻和对呼吸影响小、出血少、住院时间短、住院费用低、伤口恢复快和对肩部功能影响小，并且患者可以较快地恢复入院前的活动[1]。

儿童及青少年的适应证

- 僵直性特发性脊柱侧凸畸形 ≥ 75°，并在侧弯位 X 线片上可以矫正到 < 50°。
- 对于骨骼尚未发育成熟的、弯曲 > 50° 的儿童，预防曲轴现象。
- 脊柱后凸畸形 > 70°。
- 神经肌肉畸形合并严重的肺部疾病。
- 进行性脊柱畸形和代谢性疾病。
- 使用脊柱器械无法矫正的严重肋骨隆起畸形。
- 明显脊柱畸形的胸腔内合并多发性神经纤维瘤。
- 前路椎间融合术后假关节形成。
- 先天性脊柱侧凸行前路半骺骨干固定术。
- 切开或切除活检。

现在我们已经把适应证扩大到包括所有定位在胸段脊柱的手术，而以往通常选择开胸手术[2]。

胸段脊柱的微创显露方法

手术步骤

手术步骤如下：确认躯体感觉诱发电位（somatosensory evoked potential，SSEP）监测，将患者置于俯卧位，在透视下标记解剖标志，制作切口，显露合适的椎间盘水平，为行椎间盘切除或固定进一步显露。

要点

- 设置操作口时要能够使器械和椎间隙恰巧在一条直线上。
- 推荐至少三个切口：一个切口是为了使用儿科用的 Wolf 或 Yankauer 吸引器（Scanlon International，St. Paul，Minn）；一个切口是为了胸腔镜；还有一个是操作口。另外做一个位置稍低的切口以使用内镜钳（Ethicon Endosurgery，Cincinnati，Ohio）压膈肌。通过器械在切口间的交换操作，我们可以操作从 T2 到 L1 水平（图 31-1）。
- 用超声刀打开壁层胸膜，在需要的情况下，也可用来分离肋间血管。
- 内镜的硬件包括最大可放大到 15 倍的多角度胸腔镜和胸段脊柱的专门器械（如咬骨钳、刮匙、骨膜剥离器、电刀、超声刀和吸引冲洗设备）[3]。

电视胸腔镜胸段脊柱手术

第一步：设置和患者体位

- 开始常规胸部手术的术中监测（如动脉血压）和 SSEP 监测。
- 用双腔气管插管或支气管阻断器进行全身麻醉。
- 将患者置于俯卧位。

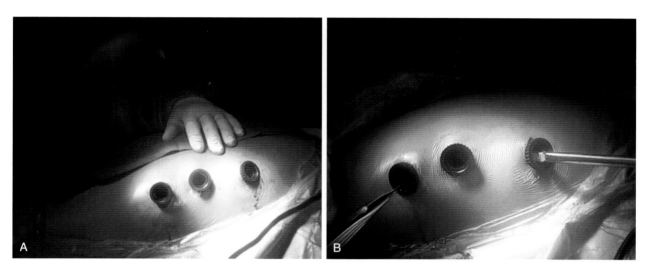

图 31-1 **A**，显露胸段脊柱的典型切口。**B**，通常将胸腔镜放在中间的切口，将器械放置在上方和下方的切口

第二步：建立切口

◆ 由于弯曲一般是凸向右侧，所以医生通常站在患者的右侧。尽管如此，由于入路是根据弯曲的方向决定的，所以在摆放患者体位之前应该跟术者确认。

◆ 需要根据局部解剖学，识别并用笔标记出特别是肩胛骨的边界、第十二肋骨和髂嵴。如果联合使用后入路，需要在透视下确定位置。

◆ 通常需要 3 ~ 5 个切口。第一个切口最常位于腋后线 T6 或 T7 水平，从这个位置进入通常可以避开膈肌。

◆ 由于胸壁的硬度和同侧肺的塌陷，没有必要向胸腔内注气。术中会使用胸腔镜套管，而且可以使用很多类型的一次性套管（Ethicon Endosurgery）。

◆ 通过 15mm 的简单套管置入 10mm、30°硬质胸腔镜。我们使用硬质和柔韧的套管（Ethicon Endosurgery）来放置和插入器械。

◆ 如果要行后方脊柱器械操作，医生要同时使用后方入路，并通常站在患者的左侧（图 31-2）。

第三步：观察与评估

◆ 通过 30°胸腔镜可以直视椎间盘间隙，而不会阻碍器械操作或遮挡视野。

◆ 手术器械可以在切口间交换，要保持切口与术野（通常是椎间盘）在同一条直线上。

◆ 可将镜头和观察视野从标准的 VATS 位置旋转 90°，因为对于脊柱外科医生来说通过水平影像来观察和操作更为舒服。

◆ 对胸腔内的空间做一个全景的观察和评估，以确定解剖关系和其他切口可能的位置，从而确定一个对椎间盘更直接的手术入路。切口一般间隔两个间隙（图 31-1B）。

◆ 肺完全萎陷后，无须牵拉就可以观察到上胸段脊柱。

◆ 有必要压膈肌来观察 T7 ~ L1。内镜钳可以很好地帮助这项操作。

◆ 通过这种方法来选择最初和其他切口的位置。

◆ 明确了脊柱解剖之后，选择行椎间盘切除术的位置。在直视下计数肋骨并通过 X 线检查确认。将一根导丝插入椎间盘就可以拍摄 X 线片。

◆ 上方的肋间静脉通常汇入 T3 或 T4 水平的奇静脉。通过壁层胸膜可到达脊柱[4]。

第四步：打开壁层胸膜

◆ 使用超声刀（Ethicon Endosurgery）打开壁层胸膜（图 31-3）。

◆ 通过观察脊柱和椎体隆起之间的凹陷辨认椎间盘。位于凹陷内的节段性血管巢直接覆盖于椎体（图 31-3）。

◆ 矫正严重的脊柱畸形时，需要行前路多阶段椎间盘切除。松解脊柱弯曲的前方时，通常需要切除 6 ~ 8 个节段的椎间盘。而对于退变性疾病，可以适当减少数量。

◆ 用胸腔镜骨膜剥离器钝性分离并提起胸膜。用超声刀对有出血风险的血管进行超声凝结。

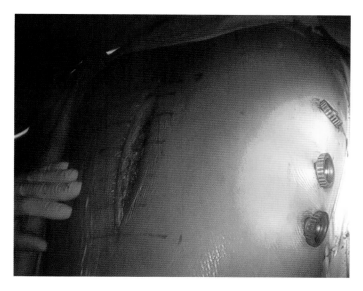

图 31-2 联合后方入路和切口的设置

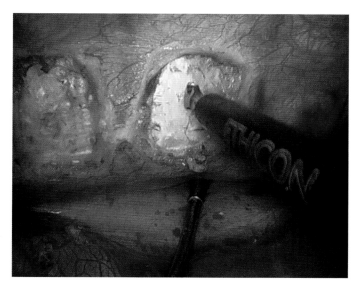

图 31-3 用超声刀打开壁层胸膜

第五步：切除胸椎间盘

◆ 在合适的水平完全分离胸膜之后，采用适当的技术在椎间盘水平直接切除纤维环。

◆ 助手使用儿科用的长 Wolf 或 Yankauer 吸引器经其他切口牵拉血管。

◆ 通过椎体横向切开，前至肋骨小头，从头侧至尾侧平行于椎间盘。

◆ 用骨膜剥离器将骨膜掀起至椎体终板，游离椎间盘。

◆ 通过纤维环横向切开，一直向下切到髓核水平。使用咬骨钳、刮匙、骨膜剥离器和高速保护性钻，确保去除全部的椎间盘组织和终板（图 31-4）。

◆ 应测量咬骨钳嘴距离铰链关节的长度，这样就能决定向后纵韧带方向的插入深度。在小儿，通常尽可能抬高椎体终板突起，完全切除椎间盘内容物，向后切除到后纵韧带后。

◆ 根据经验，术者在 250° 的范围内切除纤维环和椎间盘内容物，甚至是从椎弓根至椎弓根的能力是可以改善的。需要特别注意对于凹面纤维环的松解（图 31-5）。

◆ 每次松解之后，通过适当的力旋转椎间隙内的骨膜剥离器而向两端的脊柱节段施加一定的压力来确定是否有一定的移动。通常会在椎间隙放置椎间融合器（图 31-6）。在椎间融合器周围插入一小片明胶海绵或速即纱（图 31-7）。

◆ 完成这一步之后，去除胸腔内所有的椎间盘碎片。此时胸膜仍然是打开的（图 31-8）。

◆ 将胸腔引流管连接水封瓶。

◆ 术中，内脏大神经常在某些水平被横断，通常不会留下永久的问题。但是父母和儿童患者应该明白，术后会有这样一种可能，即在对侧和同侧下肢会出现冷和热"去交感神经"现象。这种现象与开胸手术术后表现类似。

参考文献

1. Crawford AH，Wolf RK. Spinal deformities．// Yim AP，Hazler SR，Izzat MB，et al. editors. Minimal access cardiothoracic surgery，Philadelphia：Saunders，2000，316-327.

2. Crawford AH，Wolf RK，Wall EJ，et al. Pediatric spinal deformity．// Regan JJ，McAfee PC，Mack MJ，editors. Atlas of endoscopic spine surgery. St Louis：Quality Medical Publishing，1995.

3. Crawford AH. Video-assisted thoracoscopy．In Spine：State of the Art Reviews II，Philadelphia：Hanely & Belfus，1997.

4. Mack MJ，Regan JJ，McFee PC，et al. Video-assisted thoracic surgery for the anterior approach to the thoracic spine. Ann Thorac Surg，1995，59：1102-1106.

（武京伟 译）

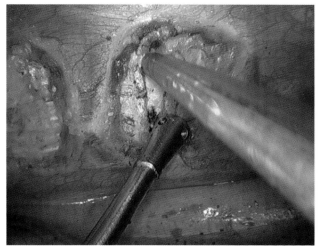

图 31-4 用钻去除椎间盘组织和终板

图 31-5 切除的椎间隙

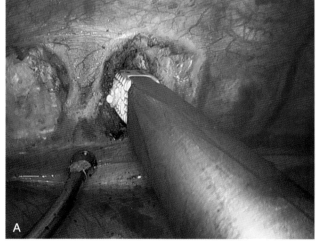

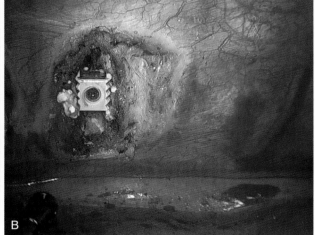

图 31-6 A 和 B，将椎间融合器放置在椎间隙

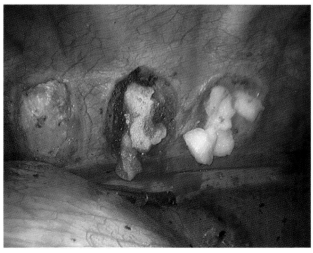

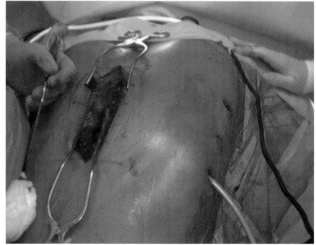

图 31-7 在椎间融合器周围插入一小片明胶海绵或速即纱

图 31-8 患者取俯卧位，联合后方和右侧入路

第 32 章

膈肌折叠术

Robert J.McKenna,Jr.

引言

麻痹膈肌折叠术可以减轻呼吸困难，大大改善肺功能。该手术可以在 VATS 下很好地完成。膈肌吸收胸腔每天产出的胸腔积液。当膈肌折叠良好时，吸收面积减少。术后患者可能通过胸腔引流管引流大量的液体，住院时间可能需要 1 周。

电视胸腔镜膈肌折叠术的方法

手术步骤

该操作步骤的顺序如下：向下压膈肌，由前到后反复斜向缝合隔膜。

要点

◆ 慢性麻痹的膈肌明显膨隆。

◆ 良好的显露是手术开始的关键。经听三角切口向下压膈肌，以为手术提供良好的显露。

◆ 从前内侧向后外侧连续来回缝合。

◆ 切口制作要足够低，以便膈肌折叠牢固。

电视胸腔镜膈肌折叠术

第一步：切口

◆ **显露**：该手术通常经 3 个切口完成（图 32-1）。

◆ 切口 1：为大约在锁骨中线第 6 肋间处 2cm 的切口，它通常是乳腺皱折下一个肋间隙。该切口用于缝合膈肌。

◆ 切口 2：为在腋中线第 8 肋间处的 1cm 切口（用于套管和胸腔镜）。尽管在一般情况下，我们在手术中常使用可重复使用的短套管，但是在这一手术中，我们更愿意使用长的一次性套管，因为膈肌可能会触到胸腔镜的镜头，直到将膈肌向足侧推或折叠后才好转。在手术开始时，切口似乎太低了，因为膈肌位置太高，但低位的胸腔镜会更有利于实施更加紧密的折叠术，使得麻痹的膈肌能最大化地向下移位。

◆ 切口 3：在听三角作一个 1cm 的切口。该切口通常位于肩胛骨下角和脊柱之间中线下方 4 个手指宽。该切口用于向下压膈肌。

第二步：向下压膈肌

◆ 向下推膈肌。

◆ 胸腔镜向胸膜顶，30°镜头指向前。

◆ 经听三角切口，用卵圆钳向下压膈肌（图 32-2）。

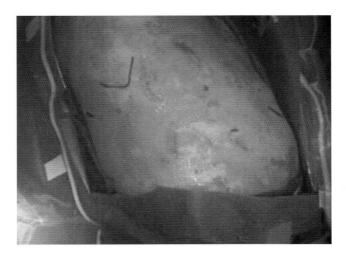

图 32-1 膈肌折叠术切口

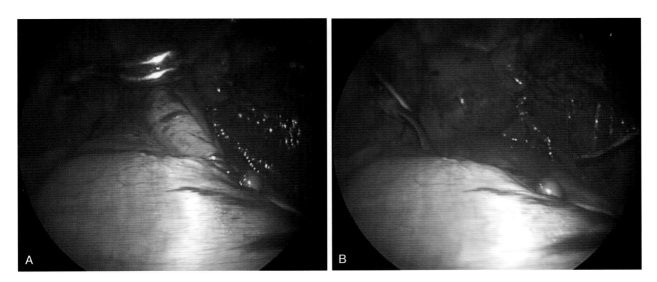

图 32-2 **A** 和 **B**，用卵圆钳压膈肌，压膈肌后有利于折叠术

第三步：膈肌折叠术

◆ **显露**：向下面推膈肌。

◆ 胸腔镜向胸膜顶，30°镜头指向前。

◆ 用带 0 号 Prolens 线的持针器或者 Endostitch（Covidien,Norwalk,Conn）经锁骨中线开始向前折叠（图 32-3）。

◆ 将卵圆钳从后方压膈肌以便折叠。

◆ 从前内侧向后外侧缝合。用缝线缝合受压的膈肌两侧的膈肌 1cm，将缝线提起，体外打结，并将线尾穿过切口 1。提拉线尾有助于显露。

◆ 最初的缝合十分困难，因为空间很小。

◆ 在折叠术进行的过程中，将卵圆钳从后方压膈肌。多层缝合使得第一层缝合变成小折叠。

◆ 从前到后连续缝合，然后再向前缝合，然后打结。

◆ 继续折叠，直到膈肌绷紧（图 32-4）。

（王若天　刘宝东 译）

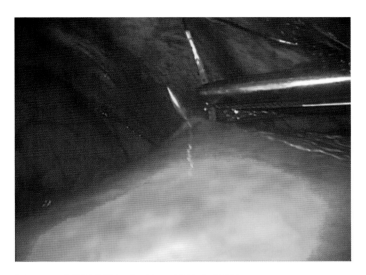

图 32-3 用持针器经前下切口开始向前折叠

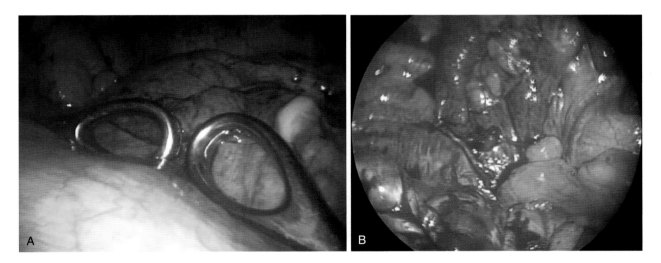

图 32-4 **A**，折叠前膈肌膨升。**B**，膈肌折叠后位置移动

索　引

注释：页码后面的 f 指示图，t 指示表。